혼자하는 다이어트

혼자하는 다이어트

초판 1쇄 발행 2015년 4월 15일
초판 4쇄 발행 2016년 11월 2일

지은이 권현정

펴낸이 손은주 **편집주간** 이선화 **마케팅** 권순민
경영자문 권미숙 **디자인** Erin

주소 서울시 마포구 공덕동 404 풍림빌딩 424
문의전화 070-8835-1021(편집) **주문전화** 02-394-1027(마케팅)
팩스 02-394-1023
이메일 bookaltus@hanmail.net

발행처 (주) 도서출판 알투스
출판신고 2011년 10월 19일 제25100-2011-300호

ⓒ 권현정 2015
ISBN 979-11-86116-04-3 13510

이 도서의 국립중앙도서관 출판시 도서목록(CIP)은 서지정보유통지원시스템 홈페이지
(http://seoji.nl.go.kr)와 국가자료공동목록시스템(http://www.nl.go.kr/kolisnet)에서 이용하
실 수 있습니다.(CIP제어번호: CIP2015009401)

혼자하는 다이어트

권현정 지음

알투스

안녕하세요.

저는 지금 이 순간부터 이 책을 읽는 당신의 개인 다이어트 트레이너가 될 권현정이라고 합니다. 직접 만나서 이야기 나누는 것처럼, 편안하게 제 이야기를 들려드릴게요. 그리고 왜 제 이야기에 귀를 기울이셔야 하는지, 왜 제가 말씀드리는 대로 해야 하는지 이 책을 읽고 나면 알게 되실 거예요.

제 나이 곧 마흔이지만,
절대로 더 젊은 시절로 돌아가고 싶지는 않습니다

"아줌마 소리 정말 듣기 싫어. 난 딱 대학 2학년 때로 돌아갔으면 좋겠어." "토토가 봤니? 그때가 좋았는데." 나이 마흔을 코앞에 둔 친구들은 모였다 하면 옛날 이야기를 하지요. 모두들 10대, 20대 그 시절로 돌아가고 싶다고 말합니다.

그럴 때 저는 아무런 말도 하지 않아요. 왜냐하면, 저는 절대 10대와 20대 때로 돌아가고 싶지 않기 때문입니다. 제게 그 시절의 모든 추억은 우울했고, 자신감은 실종되었으며, 비참했었답니다. 단지 '뚱뚱하다'는 이유만으로요.

당시 저는 먹다가 굶다가 빼다가 찌다가를 도돌이표처럼 반복했습니다. 아무리 멋지게 차려입어도 아무도 쳐다봐주지 않았고, 한창 유행인 옷들 중에는 맞는 사이즈가 없었습니다. 어쩔 수 없이 미시브랜드를 기웃거려야 하는 날들은 지옥이었지요. 밝고 긍정적인 마음이 생기지 않았습니다. 젊은 애가 왜 이리 우울한 표정으로 다니느냐는 소리를 자주 들었고, 성격은 점점 더 어둡게 변해갔습니다.

지금은 어떠냐고요? 어디를 가나 아가씨 소리를 듣고 있지요. 심지어 두 아이들을 데리고 다닐 때조차 누나 소리를 들으며, 신나게 우아하게 멋지게 재미있게 살고 있답니다. 단지 '날씬'하다는 이유만으로요.

폭탄세일을 하는 옷더미를 뒤져서 골라도 제가 입으면 명품 간지가 나고, 싸구려 액세서리를 걸쳐도 모두가 눈길을 줍니다. 그러니 콧노래를 흥얼거릴 수밖에요. 더 많이 웃게 되니 성격이 밝아서 좋다는 소리도 자주 듣게 되었지요.

단지 '날씬해지기만 해도' 자신이 할 수 있는
행복한 일들이 얼마나 많은지 아시게 될 겁니다

어릴 때부터 전 한 번도 말라본 적이 없었습니다. 아니 마르기는커녕 통통과 뚱뚱의 경계를 넘나들었습니다. 통통한 날들은 그나마 해피한 날들이었고, 뚱뚱한 날들은 우울함 그 자체였지요. 초등학교 저학년까지는 통통함이 귀여움으로 대체되었지만 자라면서 사정은 달라졌습니다. 나의 눈, 코, 입이 살들에 파묻혀버린 탓에 귀엽다는 표현을 쓰기에는 무리였고, 허벅지는 씨름선수를 해도 될 만큼 튼실해져갔습니다. 그러다보니 꽃다운 20대의 시간들을 성공과 실패가 반복된 수많은 다이어트를 하는 데 허비하고 말았습니다. 미래를 계획하고 꿈을 키울 나이에 살을 빼야 한다는 강박관념에만 시달린다는 것이 얼마나 끔찍한 일이었겠습니까.

그러나 소득이 아주 없는 것은 아닙니다. 그러한 과정을 겪으면서 수많은 방법들을 나 자신이 실험대상이 되어 직접 실천해보았기에 다이어트와 관련해서는 상당히 많은 것을 터득했지요. 젊은 시절의 즐거움과 맞바꿔야 했지만, 덕분에 살을 빼고 싶은 누군가에게 조언을 해줄 수 있는 지금의 제가 될 수 있었습니다.

식품영양학을 전공한 저는, 전문지식을 갖췄음에도 쉽게 살찌는 체질로 인해서 다이어트에 성공하지 못하는 제 상황이 억울했고, 석사과정으로 '비만영양학'을 전공하게 되었습니다. 그리고 TV, 잡지, 인터넷에서 봇물 터지듯 쏟아져 나오는 수많은 다이어트 방법을 무턱대고 따라하며 거듭되는 실패로 인해 늘 요요현상에 시달려왔던 나 자신이 얼마나 잘못된 길을 걸어왔는지 알게 되었지요. 평생 성공하는 다이어트는 그저 묵묵하고 조용하게, 여러 시행착오도 겪어보면서 혼자 해내는 것임을 알게 되었습니다. 다이어트를 할 때에는 남들이 좋다는 것을 무조건 따라할 것이 아니라 과연 나의 생활습관, 식습관과 맞는지부터 점검해야 합니다.

탄수화물만 먹지 않아도 살은 빠집니다. 하지만 밥과 빵 없이 못 사는 사람이 이런 다이어트를 한다면 얼마나 지속할 수 있을까요? 물론 잠시 체중이 감량될 수 있습니다. 그러나 조금이라도 다시 섭취하게 되면 요요현상이 찾아와 예전보다 더 높은 수치의 체중으로 되돌아가는 것은 불을 보듯 뻔한 일입니다. 또한 식욕은 감정과도 연결이 되어 있어서 무조건 참게 되면 반드시 폭식으로 이어집니다.

쌀밥은 현미밥으로 서서히 바꾸고 빵은 다이어트에 무리가 가지 않는 종류의 것으로 바꾸어나가는 등 대체음식을 찾는 것이 좋습니다. 또한 조금씩 나누어 먹는 것보다 하루 한 끼만 먹는 것이 다이어트에 더 도움이 되는 사람이 있습니다. 이렇듯 나만의 식이 조절법을 찾아야 합니다. 그래서 다이어트는 혼자 해야 성공한다는 것입니다. '내 몸'은 '나의 의지와 지속적인 노력' 없이 '남의 도움만'으로 달라질 수 있는 것이 아니니까요.

우리의 몸은 체내를 구성하는 다양한 기관들이 유기적인 시스템으로 얽혀 있으며, 수많은 호르몬들의 영향을 받으며 활동을 합니다. 그렇기 때문에 그 원리를 잘 안다면 다이어트 성공의 해답을 찾아낼 수 있습니다. 대단히 어렵고 복잡해 보이지만, 막상 실천해보면 전혀 어렵지 않습니다. 방법을 몰라서 자신의 본능을 이기지 못하는 것이지, 방법만 알면 자신의 의지로 얼마든지 본능을 물리칠 수 있으니까요.

저는 다이어트에 성공한 이후로 뼈저리게 알게 되었습니다. 단지 '날씬해지기만 한다면' 얼마나 더 많은 기회를 가질 수 있고 얼마나 더 행복해질 수 있는지를요.

이제 제가 체험해왔고, 공부해왔고, 실천해왔고, 그래서 마침내 이루어낸 다이어트 성공담을 당신의 것으로 만들어드리겠습니다. 그래서 '단지' 날씬하기 때문에 당신이 얼마나 더 귀한 존재가 될 수 있는지 경험할 수 있게 해드리겠습니다.

이제는 각종 다이어트 방법에 끌려다니는 것이 아니라 내가 갑이 되어 적절한 다이어트 방법을 출동시켜 실행하며 살 수 있습니다. 저와 함께 하루하루 행복해지는 길을 같이 가보시지 않겠습니까.

햇살 좋은 2015년 봄날,
캘리포니아에서 권현정.

KEEP
CALM
EAT
GO ON
DIET

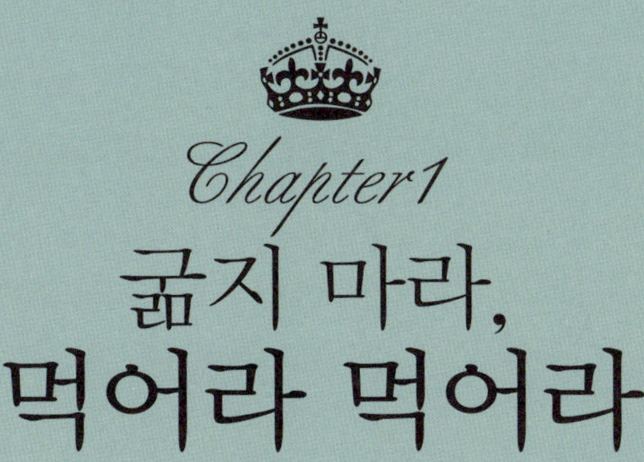

Chapter1
굶지 마라,
먹어라 먹어라

"자신감은 내면에서 나온다. 자신감은 항상 그곳에 있다."

안나 프로이드

외모에 대한 자신감이 생기면 내면의 자신감도 강해진다.

라면과 삼겹살은 아침에 먹어라 ⋮

⋮ 아침에 먹어라

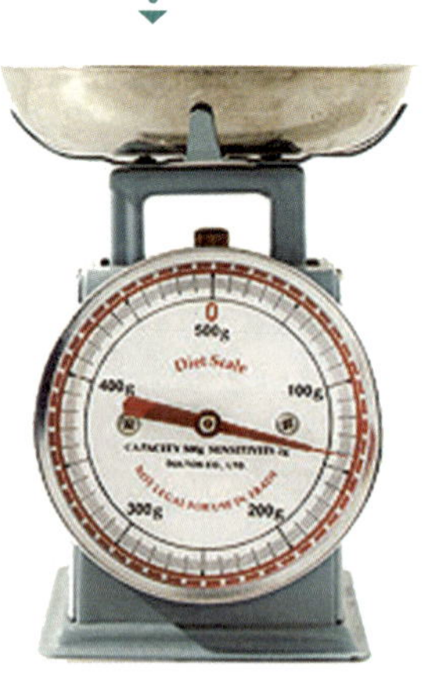

내 몸은 단 한 번도 말라본 적이 없다. 항상 살과의 전쟁을 치러야 했고 지금도 진행중이다. 살과 부대끼며 쌓은 추억 중 아직도 잊혀지지 않는 하나의 사건이 있다. 수능이 끝난 후 나는 나처럼 특차입학으로 일찌감치 대학 입학을 끝낸 친구와 함께 부푼 마음으로 대학생의 특권인 아르바이트를 해보고 싶었다.

나와 친구는 당시에 나름 잘 나가던 핫한 동네인 강남역 뉴욕제과 뒤편을 돌아다녔다. 가게 유리창에 '아르바이트 구함'이라는 문구가 씌어져 있는지 뚫어져라 보며 다녔다. 그렇게 쏘다니다가 들어간 곳은 초밥과 우동을 파는 식당이었는데 지금 생각해보니 아마도 체인점이었던 것 같다. 아무튼 가게에 들어가 혹시 아르바이트생을 구하는지 물어봤다. 그때 주인 아저씨가 어이없다는 표정으로 나를 위아래로 훑어보며 "강남역에서 아르바이트해본 적 있어요?"라고 물어보는 게 아닌가. 당연히 경험이 없던 나는 없다고 했고, 아저씨는 "그럼 다른 데 가서 알아봐요."라며 우리를 퉁명스럽게 내쳤다.

그때 내가 느낀 수치심이란 이루 말로 다 표현할 수가 없다. '이런 몸으로는 아르바이트도 동네를 따져가며 해야 하는구나'라는 생각이 들었으니 말이다. 그 당시 나의 체중은 65kg 정도였고, 더군다나 콘택트렌즈가 아닌 일명 돌돌이 안경(내 눈은 심한 난시까지 있어서 안경알이 굉장히 두꺼웠다)을 쓰고 있었다. 지금 생각해보면 그 꼴로 당시 가장 '핫'하다는 강남역으로 아르바이트를 구하러 갈 생각을 한 나도 대단했다.

그런데 더 황당했던 건 그 아저씨가 아르바이트를 해볼 생각도 없던 내 친구에게 권했다는 점이다. 집이 꽤 멀었던 친구는 못한다는 말을 했고 우린 그렇게 우동집을 나왔다. 기억을 더듬어보니, 당시 친구는 돌돌이 안경도 쓰지 않았고 몸무게 역시 나보다 적어도 5kg은 적게 나갔던 것 같다.

인생의 첫 번째 좌절 후 깨닫게 된
몸무게에 관한 진실

학창 시절, 특히 고등학교에 진학한 후로 그다지 공부를 열심히 하지 않았음에도 나는 도서관에 앉아 있는 시간이 꽤 길었다. 그 시간이 늘어남과 동시에 주섬주섬 먹는 간식의 양도 늘어났고, 성적을 향상시켜야 한다는 강박관념과 스트레스도 더불어 늘어났다. 도서관에서 집으로 돌아와 10시가 넘으면 라면이나 떡볶이 등 무언가 자극적인 걸 먹은 후에야 잠들곤 했다. 그러니 자연스레 체중은 날마다 기록을 경신하며 고공행진할 수밖에 없었다.

내 기분은 당연히 체중과 반비례로 급강하하고 있었다. 그리고 수능이라는 거사를 치르고 원하던 점수를 얻지 못한 나는 극심한 좌절감에 빠졌다. 먹고 싶은 것은 많고 배는 고팠지만 가족들과 마주치기 싫어 저녁을 거르고 일찍 잠을 청했다. 저녁을 거른 탓에 자연히 아침에는 심하게 허기가 졌고, 먹고 싶은 것들이 마구 떠올라 냉장고를 열었다. 고기가 있는 날에는 아침 댓바람부터 삼겹살을 구워 먹고, 특별한 게 없는 날에는 라면이라도 끓여 먹었다. 이렇게 3일 정도를 했나 보다.

그런데 뭔가 이상했다. 아무것도 하지 않았는데 체중이 빠진 게 아닌가. 물론 당시 나의 몸무게에 비하면 빠진 몸무게가 대단한 수치는 아니었지만 어쨌든 너무 신기했다. 늦게 자는 대신 일찍 자고 저녁에 많이 먹는 대신 아침에 먹고 싶은 걸 다 먹었을 뿐인데, 수능 점수와는 달리 몸무게는 뜻밖의 결과를 안겨주었다.

저녁에 많이 먹게 되면 섭취한 열량이 소비되지 않은 채 잠들기 때문에 먹은 음식들은 자연히 체지방으로 축적돼 배와 허벅지, 엉덩이로 가서 딱 달라붙게 된다. 그래서 똑같은 음식이라도 저녁에 먹는 것과 아침에 먹는 것은 비교할 수 없을 만큼 다르고, 몸무게도 달라지는 것이다. 도대체 왜 이런 마법이 생기는 걸까?

삼겹살이 아른거리면
글루카곤이 활동할 때 먹어라

제일 큰 이유는 바로 호르몬 때문이다. 보통 음식물을 섭취하면 우리 몸에서는 '인슐린insulin'과 '글루카곤glucagon'이 함께 분비된다. 인슐린은 음식물(특히 탄수화물)을 간과 근육으로 보내는 역할을 하는데, 만약 섭취된 탄수화물이 너무 많을 경우 혈액에 당 성분(흔히 말하는 혈당)이 너무 높아지므로, 이것을 탄수화물(포도당) 형태가 아닌 '지방'의 형태로 재빨리 바꾸어 지방세포에 저장하거나 혈당이 지나치게 떨어진 때를 대비하여 간에 글리코겐glycogen 형태로 저장한다.

글루카곤은 이와 반대 작용을 한다. 신체 전반적으로 탄수화물의 사용을 억제하고 대신 지방을 에너지로 사용하는 지방대사로의 전환을 유도하며, 또한 간에 글리코겐 형태로 저장되어 있던 포도당의 분해를 촉진해서 급히 에너지가 필요한 기관에 에너지를 공급한다. 중요한 것은 낮에는 이 '글루카곤'이라는 지방세포 분해에 관여하는 물질이 인슐린이 분비된 후 1시간 이내에 바로 분비되므로 지방으로 바뀌는 양이 덜하지만, 밤에는 글루카곤이 분비되는 시간이 5시간이나 걸린다는 점이다. 또 밤에는 낮처럼 활동량이 많지 않기 때문에 섭취한 지방을 써버릴 시간이 없으므로 몸속에서 과도한 인슐린이 분비되어 섭취된 탄수화물을 지방으로 바꾸어 저장하고 저장된 지방을 소진시키지도 않는다. 결국 섭취하는 음식물이 그대로 지방으로 전환돼 살이 찌는 것이다. 여기에는 신경계 문제도 관여한다.

우리 몸에는 교감신경계와 부교감신경계가 있다. 낮에는 활동량이 많기 때문에 대부분 교감신경계가 작동한다. 그러나 밤이 되면서 휴식을 취하기 위해 교감신경계의 활동은 줄고 부교감신경계가 작동을 시작한다.

그러므로 밤에 갑자기 음식물이 들어오면 신경계는 혼란을 느끼게 된다.

교감신경은 우리 몸에 흥분을 전달하여 활동적인 상태로 만들어주고, 이와 길항작용(拮抗作用 : 상반되는 두 가지 요인이 동시에 작용하여 서로 견제하고 협력하며 조절하는 것을 가리킨다)을 하는 부교감신경은 맥박과 혈압을 떨어뜨리고, 소화 촉진 등에 관여해 몸을 편안한 상태로 만들어주기 때문이다. 그래서 우리 인체는 신비로운 활동력에 의해 곧바로 몸을 최대한 쉬게 하면서 소화흡수 과정은 빠르게 하는 방법을 찾아낸다. 그 방법이 바로 음식물의 빠른 '지방 전환'이다. 1시간이라도 빨리 음식물을 소화 또는 흡수시키는 제 역할을 하고 몸을 쉬게 하기 위해서다. 이러한 호르몬과 신경계의 원리 때문에 밤에 먹는 음식이 아침에 먹는 음식보다 더 많은 지방을 축적하게 하고, 빠르게 살로 변환되어 체중을 늘리는 주범이 되는 것이다.

아침에 돼지불고기를 상추에 싸먹던 친구, 니가 똑똑했다

이러한 원리를 정확하게 알고 다이어트에 적용한 친구가 있었다. 대학교 동기였는데, 그 친구 역시 자신의 목표 체중을 정해놓고 열심히 다이어트를 하고 있었다. 사실 그리 뚱뚱하지 않은 친구였지만 원래 다이어트란 자기만족에서 비롯되는 것이 아니던가.

어느 날 점심 무렵 과동기 몇 명과 학교 앞에 새로 생긴 닭갈비집을 가려고 강의실을 나섰다. 그런데 그 친구는 "난 아침에 돼지불고기에 상추

쌈을 먹고 와서 안 갈래."라고 하는 게 아닌가. 이게 무슨 황당무계한 소리란 말인가. 다이어트를 한다는 여대생이 아침부터 고기에 상추라니. 놀란 것도 잠시, 그녀의 설명을 들어보니 본인은 다이어트를 하기 위해서 저녁에 먹고 싶은 게 있으면 꾹 참고 대신 다음 날 아침에 먹는다는 것이다.

전날 밤엔 다음 날 아침에 먹게 될 음식을 상상하며 기쁜 마음으로 잠을 청하고, 다음 날 아침에는 라면이든 삼겹살이든 스파게티든 먹고 싶은 것을 맘껏 먹는단다. 집에 갈 때 다음 날 아침에 먹고 싶은 음식의 재료를 사가는 것도 친구에게는 하나의 일상이라고 했다.

다이어트를 결심하고 나면 뭐든지 하고 싶은 대로 다 할 수 없다. 많은 것이 달라져야 하는데 그중 가장 고통스러운 것이 바로 먹고 싶은 대로 먹어서는 안 된다는 점이다. 그러나 무조건 참기만 하면 오히려 역효과가 나타나 언젠가는 폭식으로 이어질 수 있다. 그러니 너무나 간절히 먹고 싶은 것이 있다면 다음 날 아침에 일찍 먹는 것으로 대신하자.

배고픔과 욕구 불만으로 쉽게 잠들지 못한다면 다음 날 아침에 먹을 음식들을 상상하며, 읽기만 해도 솔솔 잠이 오는 책 한 권을 들고 잠을 청해보는 게 어떨까. 처음 한두 번은 힘들겠지만, 밤에 소량만 먹어 속을 비운 후 다음 날 아침 조금 일찍 일어나 가벼운 몸으로 먹고 싶은 것을 맘 놓고 먹는 습관을 들이다보면, 저녁이나 야밤에 폭식하는 습관을 자연스레 바꿀 수 있을 것이다.

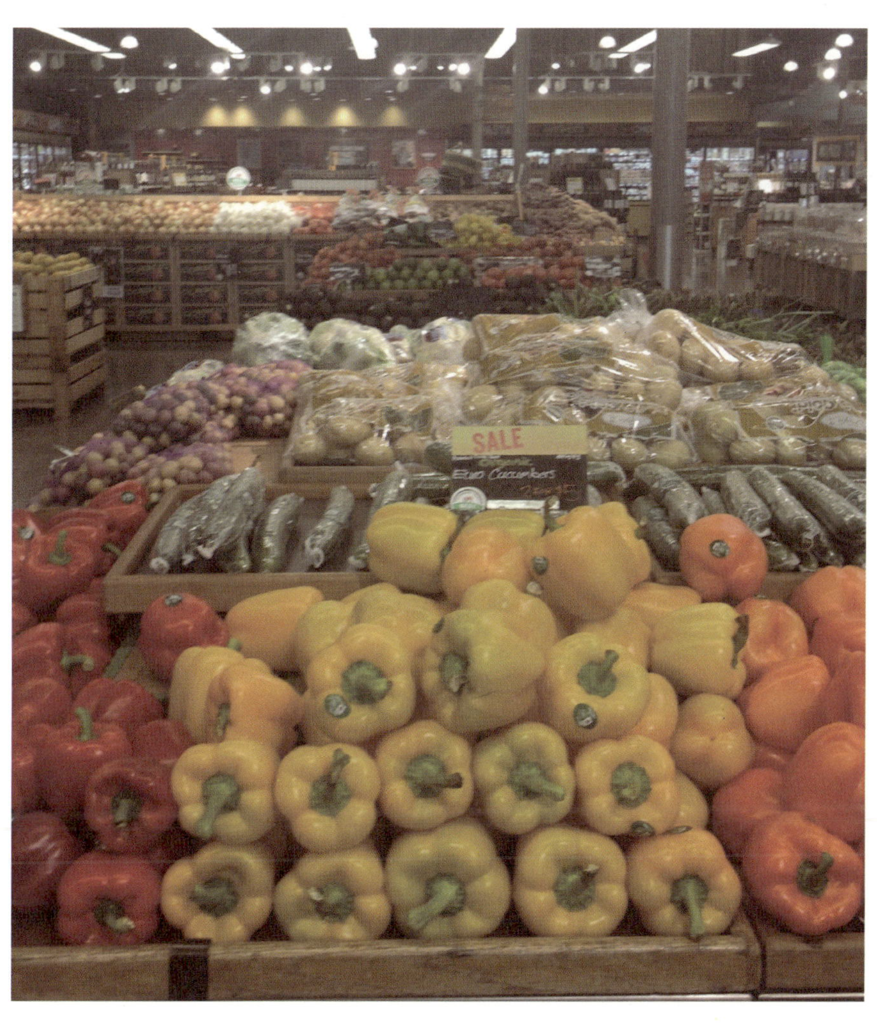

밤에는 활동량이 적어 섭취한 지방을 쓸 시간이 없고
호르몬과 신경계의 원리 때문에 더 많은 지방이 축적된다
간절히 먹고 싶은 게 있다면 아침에 먹자

먹어라, 제대로 알고 먹어라
아침 vs 저녁, 무엇이 다를까?

1. 밤에는 지방세포 분해 물질인 글루카곤이 분비되는 시간이 오래 걸린다

낮과 밤에 분비되는 호르몬이 다르다는 것을 꼭 기억해라. 밤에 음식을 섭취하면 음식물을 지방으로 바꾸어 저장하는 인슐린이 분비되고, 5시간이란 긴 시간이 지나야 지방을 분해해서 배출시키는 글루카곤이 생성되어 분비된다.

2. 같은 음식을 먹어도 낮과 밤에 쌓이는 지방의 수치는 다르다

신경계 작용으로 인하여 똑같은 라면 1개를 먹더라도 아침에 먹으면 실질적 칼로리는 500kcal지만, 밤에 먹으면 1000kcal가 될 수도 있음을 기억해라. 똑같은 음식도 언제 먹느냐에 따라 내 몸 안에 쌓이는 지방의 수치를 2배까지 달라지게 할 수 있다.

3. 밤에 배고픔을 견디지 못하면 나만의 해소법을 만들어라

이러한 사실을 알고도 도저히 참을 수 없다면 저칼로리 음식으로 천천히 대체해나가자. 우유 한 잔을 마시거나, 저칼로리 요거트, 혹은 오이나 토마토와 같은 채소류, 수박 한 조각을 먹는 것도 좋다. 또는 평소에 읽기만 하면 잠이 오는 책을 보거나 다음 날 입을 옷을 미리 꺼내놓고 입은 모습을 상상해보자. 먹고 싶은 생각이 조금은 사라질 것이다.

방울토마토는 질리도록 먹어라 …

… 질리도록 먹어라

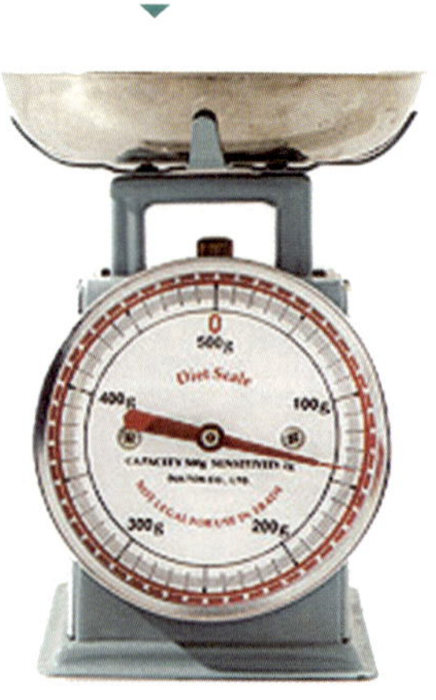

우리 집 냉장고를 열면 항상 있는 것이 있다. 바로 방울토마토다. 전날 저녁 냉장고에 방울토마토가 얼마 남아 있지 않으면 다음 날 나의 장바구니 목록에는 어김없이 방울토마토가 올라가 있다. 오로지 이것만을 사기 위해 장을 보러 가기도 한다. 아시다시피 미국에서의 장보기란 우리나라처럼 쉽지 않다. 걸어 나가 집 앞에서 바로 살 수 있는 것이 아니라 차를 타고 적어도 5분 이상은 나가야 방울토마토란 것을 살 수 있는 마트가 나온다. 이 정도로 나의 절대적인 사랑을 받고 있는 방울토마토는 일용할 양식이자 다이어트를 하고 있을 때는 둘도 없는 단짝이다.

나의 다이어트 역사는 참으로 험난하고도 기나긴 여정이었다. 물론 지금도 계속되고 있고 앞으로도 영원히 '다이어트중'일 것이다. 그러나 회를 거듭할수록 나름의 노하우와 스킬이 쌓여서 이제는 그다지 어렵지 않다. 이제 다이어트는 특정 기간에 하는 것이 아니라 나의 일상 자체이며, 삶의 일부분이 되어버렸기에 그다지 고통스럽지도 않다.

그 결과 지금 나는 '내 인생 최저의 체중'을 유지하고 있다. 처음엔 내 체중의 앞자리에 과연 '4'라는 숫자가 오는 날이 있을까 하는 의구심에 확신이 없었지만, 지금은 당당히 앞자리 숫자 4를 획득했고 욕심은 점점 더 과해져서 가끔은 언감생심 연예인 표준체중을 꿈꿀 정도다.

내 인생 최저의 몸무게는
방울토마토로 완성했다

　본론으로 들어가서 나의 다이어트에 혁혁한 공을 세운 수많은 식품들 중 최고의 일등공신이라 할만한 것은 바로 방울토마토다. 물론 토마토도 마찬가지다. 단지 언제 어디서나 편하게 먹기 좋아 방울토마토를 더 자주 먹었고 권하는 것뿐이지 토마토도 다이어트를 하는 데 똑같은 효과를 가지고 있으며 영양학적으로도 비슷하다.

　방울토마토는 '체리토마토cherry tomato, 미니토마토mini tomato, 베이비토마토baby tomato'라고도 불린다. 엄밀히 따지면 토마토는 과일이 아니라 채소다. 언젠가 미국에서 토마토가 과일이냐 채소냐 하는 시비가 벌어졌다. 당시 미국 관세법을 따르면, 채소를 수입할 때는 19퍼센트의 높은 관세를 물게 되어 있었다. 그때 뉴욕항 세관은 토마토를 채소류로 분류해 업자들이 크게 반발했다. 대법원은 식물학적 견지에서 토마토는 덩굴식물의 과실로, 과일처럼 식사 후에 먹는 음식으로 식탁에 오르는 것이 아니라 식사의 중요한 일부이므로 '채소'라는 판결을 내린 것이다. 이런 논란 때문인지 지금은 과일과 채소에서 한 자씩 따서 '과채류'라고 부르기도 한다. 이처럼 토마토는 후식의 일부라기보다는 식사와 밀접한 관계를 가지고 있는 주식 중 하나라고 볼 수 있다.

토마토와 방울토마토를 구분하는 기준은 무게인데 한 알의 무게가 150g 이상이면 일반 토마토globe tomato, 20g 전후인 것은 방울토마토로 분류한다.

왜 방울토마토가
최고의 다이어트 파트너인가

이처럼 작은 토마토 한 알에는 수많은 비타민vitamin과 무기질이 함유되어 있다. 거기다 수분이 무려 92퍼센트에 달하니 다이어트의 키포인트인 포만감을 주기에 아주 제격이다. 포만감을 느끼게 되면 식욕을 관장하는 센터에서 '그만 먹어도 되겠다'는 신호를 뇌에 보내 식사를 중단할 수 있다.

이 시스템을 좀더 자세히 살펴보자. 우리의 머릿속 대뇌의 아래에는 '시상하부'라는 곳이 있는데 이곳이 바로 '배가 고프니 먹자' 혹은 '배가 부르니 그만 먹자' 하는 중대한 신호를 받는 곳이다. 그런데 '배가 부르니 그만 먹자'라는 신호는 내가 지금 배가 터질 듯 먹어대고 있지 않는 한 곧바로 느껴지지 않고, 10~20분 정도의 시간이 흐른 뒤에나 느낄 수 있다. 누구나 이런 경험을 했을 것이다. 분명히 음식을 먹을 때는 적당량을 먹은 것 같고 포만감이 안 드는 것 같아 아쉬움이 남았는데, 자리에서 일어나 시간이 지날수록 배가 더부룩해지는 경험 말이다. 바로 이러한 몸 속

시스템 때문에 배부름이 뒤늦게 느껴지는 것이다.

식전 방울토마토는 이처럼 배부름을 느끼는 신호를 미리 주는 역할을 하며, 공복감을 약간은 해소한 후 식사를 하게 해주므로 본 식사의 양을 줄이게 도와준다.

다이어트를 하게 되면 반드시 따라오는 부작용이 있는데 바로 식사량 감소로 인한 변비와 영양소 부족으로 인한 피부의 칙칙해짐이다. 이럴 때도 나는 "토마토만 꾸준히 먹어봐!"라고 약장사처럼 말해주고 싶다. 토마토 안에는 식이섬유가 풍부한데, 이 식이섬유소가 대장이 활발하게 운동하도록 도와주어 변비해소에 도움을 준다. 또한 토마토의 풍부한 비타민과 미네랄mineral이 좋은 영향을 주게 되는데 비타민A, C, K, 셀레늄과 특히 토마토의 붉은 색깔에 들어 있는 '리코펜' 성분은 강한 항산화작용을 하는 영양소로 세포 노화나 피로에 상당한 효과가 있음이 입증된 바 있다. 비타민B군 역시 피부와 모발을 매끄럽고 탄력 있게 만들어주며, 비타민E는 노화를 막아주어 탄력 있는 피부를 유지하게 해준다. 그러니 다이어트할 때 피부가 거칠어지는 부작용이 걱정된다면 반드시 방울토마토를 먹어야 한다.

요요 없는 다이어트를 위한
나만의 방울토마토 활용법

이 사랑스러운 방울토마토도 잘 활용하는 나만의 노하우가 있다. 첫째,

방울토마토를 구입한 후 바로 씻어서 락앤락 통이나 1회용 지퍼백에 딱 한 번 먹을 분량, 대략 20~30알 정도를 각각 나누어 넣어둔다. 갑자기 입이 심심해져서 무언가 먹고 싶을 때 냉장고만 열면 항상 꺼내어 먹을 수 있도록 준비해놓는 것이다.

둘째, 어디를 가든 항상 챙겨서 가지고 다닌다. 미국에서 쌍둥이 아들 둘을 키우면서 아이들을 여기저기 데려다 주다보면 그야말로 5분 대기조 생활을 해야 한다. 이럴 때 가지고 다니며 즐겨먹는 나만의 완소 간식이 바로 방울토마토다.

셋째, 어떤 음식이든 방울토마토를 곁들인다. 고기반찬을 먹을 때는 필수이고 도시락을 싸거나 샐러드를 먹을 때도 방울토마토를 함께 먹는다. 반만 잘라서 토핑하면 빨간색이 음식의 포인트가 되기도 하고 더불어 포만감도 주게 된다. 가장 중요한 활용 포인트는 식사하기 전에 방울토마토를 에피타이저로 먹는 것이다. 이때 절대 허겁지겁 먹지 말고 우아하게 레스토랑에서 에피타이저를 먹듯이 예쁜 그릇에 담아 천천히 한 알씩 먹어야 한다. 그럼 정작 식사를 할 때는 미리 먹어둔 방울토마토로 인한 포만감 덕분에 자연히 식사량이 줄어들게 된다. 앞서 얘기한 것처럼 다이어트할 때 포만감을 느끼는 것은 절대적으로 중요한 포인트다.

최근 어느 아이돌 그룹의 멤버가 밝힌 5kg 감량의 비밀 중 하나도 저녁 메뉴에 반드시 방울토마토를 포함시키는 것이었다. 파파라치 사진에 방울토마토를 봉지째 들고 먹는 사진이 찍혀 '무결점 몸매의 비결이 방울토마토'란 기사로 화제가 되기도 했다. 그러나 배우 황정민처럼 방울토마토만 가지고 하는 원푸드 다이어트는 절대 하지 말기를 바란다. 본인도 기사에서 밝혔듯이 극심한 요요현상으로 고생할 수 있기 때문이다.

다시 한 번 강조하지만 다이어트는 100m 단거리 경주가 아니다. 너무 가혹한 사실이지만 한 번 목표에 도달했다고 해서 그것이 영원히 지속되지는 않는다. 그러므로 무모한 방법으로 빨리 도달하면 할수록 잘못된 다이어트의 최대 부작용인 그 무시무시한 요요란 놈이 더 악한 모습을 하고 당신에게 찾아올 수 있다.

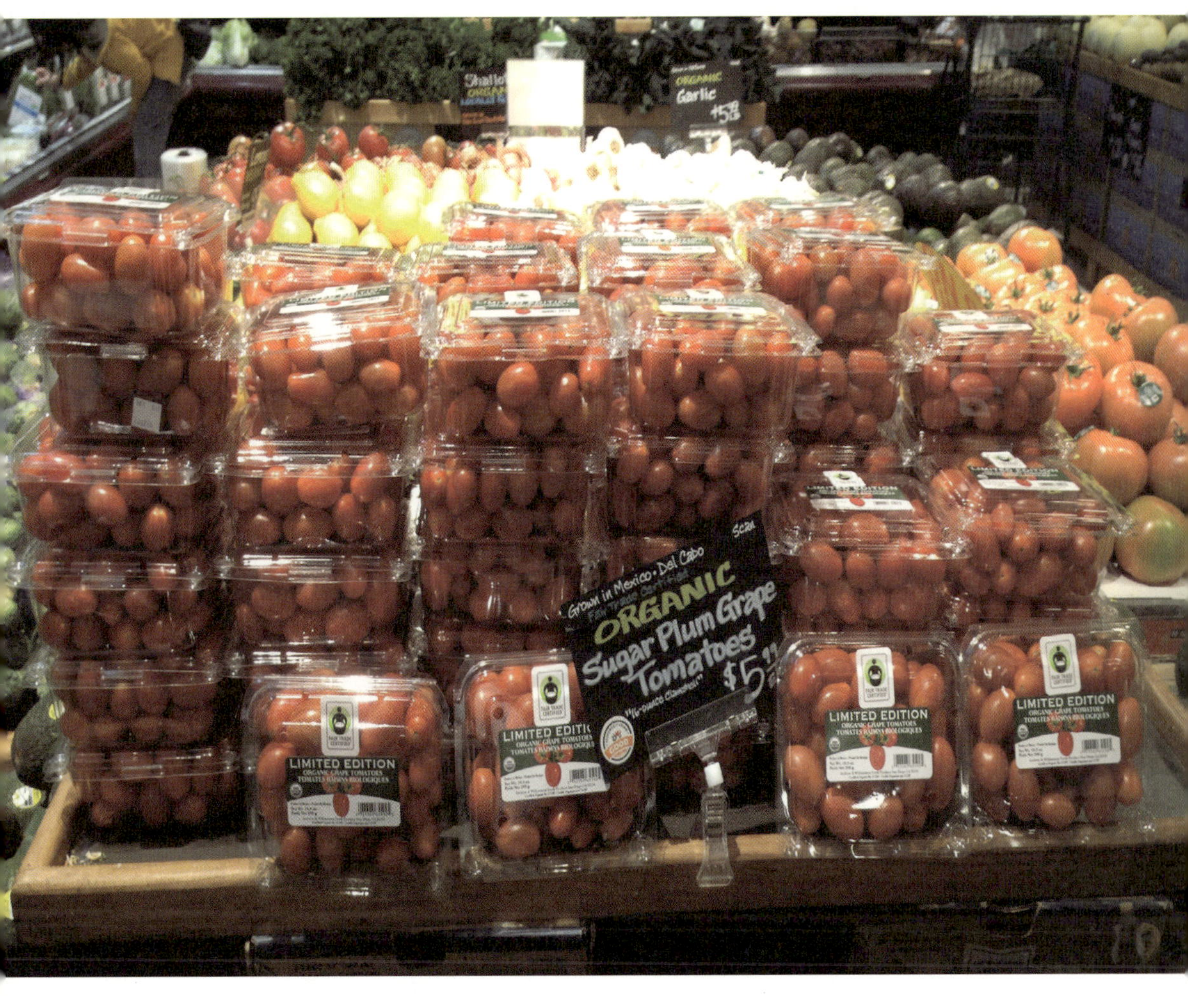

언제 어디서든, 무엇을 먹든
방울토마토와 함께 하자 !

식전 토마토는 공복감을 해소시켜 폭식을 막아주고
식사중 토마토는 포만감을 줘서 식사량을 줄여준다
변비와 피부의 칙칙함도 예방해주니 일석삼조다

굶지 마라,
먹어라 먹어라

먹어라, 제대로 알고 먹어라
방울토마토로 다이어트 성공하는 법

1. 방울토마토는 사온 직후 바로 손질해두자

간식으로 과자나 사탕을 먹는 이유는 물론 맛이 있어서기도 하지만 간편함 때문이기도 하다. 껍질만 뜯으면 손쉽게 언제 어디서나 먹을 수 있지 않은가. 만일 지금 이 순간 출출해서 간식으로 방울토마토를 먹으려고 냉장고를 열었다고 해보자. 마트에서 사온 박스째 그대로 있다면 과감히 냉장고 문을 닫고 식탁 위에 놓인 과자 봉지를 뜯게 될 것이다. 그러므로 먹고 싶을 때 바로 먹을 수 있도록 장을 봐온 날 씻어서 냉장고 맨 앞쪽, 눈에 가장 잘 띄는 곳에 보관해둬야 한다.

2. 식전 방울토마토 먹기를 하루 한 끼라도 실천하자

식사 전에 방울토마토를 섭취하면 공복감은 사라지고 딱 기분 좋을 정도의 포만감이 생겨서 본 식사의 양은 자연히 줄어들게 된다. 당연히 다이어트에도 효과적이다. 다이어트 한약이나 양약을 복용해본 사람은 알 것이다(물론 나도 이 둘을 다 복용해보았다). 모두 식전 30분 복용이 원칙이다. 이유는 여러 가지가 있겠지만 그중 하나는 포만감을 주어서 식사의 양을 줄이기 위해서다. 이 약들의 가격은 천차만별이긴 하지만 방울토마토의 값보다는 결코 저렴하지 않을 것이다.

3. 토마토의 다양한 요리법을 활용해보자

토마토가 잘 안 먹힌다면 구워서 먹는 방법도 있다. 토마토를 그릴에 구워 먹으면 풋내가 없어지고 단맛이 진해져 먹기가 좋을뿐더러 토마토의 찬 성질이 감소하므로 위장장애도 줄일 수 있다.

삶아서 먹어도 마찬가지 효과가 있으며, 졸여서 먹어도 좋다. 꼭지를 떼어낸 토마토를 썰어서 약간의 소금을 넣고 약한 불에 저어가며 부피의 약 70퍼센트가 될 때까지 졸여서 먹어보자. 다행히 토마토는 굽거나 삶더라도 유효성분의 파괴가 적으며 기름에 섞어서 조리하면 토마토에 다량 함유돼 있는 베타카로틴betacarotene 같은 지용성 성분의 흡수를 도와주기 때문에 더욱 효과를 높일 수 있다. 부디 토마토와 친해지는 자신만의 방법을 만들어 꾸준히 먹길 바란다.

밥 대신 먹어라

한 끼는 두부로 먹어라

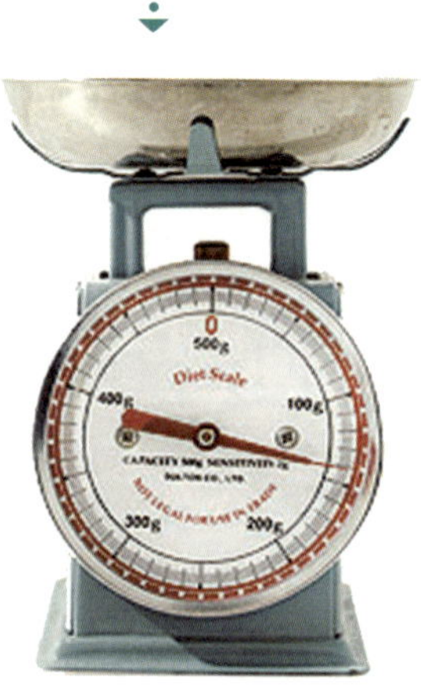

무심코 만져지는 내 몸의 살덩어리들. '물만 먹어도 살이 찐다'고들 하지만 절대 그렇지 않다. 어느새 옆구리와 허벅지 심지어 겨드랑이에까지 골고루 퍼져 있는 살들은 다 이유가 있어 생긴 것이다. 하다못해 사탕 하나 초콜릿 한 조각이라도 먹은 것이 있기 때문에 그러한 결과가 나타나는 것이다. 그런데 내가 먹는 음식만의 문제가 아니라 그 음식으로 분비되는 호르몬에 의해서 살이 더 찔 수도 덜 찔 수도 있다.

인슐린이라는 호르몬에 대해서는 많이 들어봤을 것이다. 예전에는 당뇨병을 언급하면 반드시 따라나오는 단어가 바로 이 인슐린이었다. 그런데 인슐린은 당뇨에만 연관되는 호르몬이 아니라 '비만 호르몬'이라고 불릴 정도로 살이 찌는 것과도 깊은 관계가 있어 요즘 주목을 받고 있다. 인슐린은 췌장에서 분비되는데 빵, 밥, 스파게티, 잔치국수 등 탄수화물이 포함된 음식이 여러 단계의 소화과정을 거쳐 최종적으로 포도당으로 남게 되면 이 포도당을 우리 몸 구석구석으로 보내는 역할을 한다. 포도당은 적절한 혈당을 유지하고자 일부만이 혈관을 타고 혈액으로 내보내지고(일명 혈당) 나머지는 간 조직과 지방세포 조직으로 가서 저장된다. 문제는 여기서 발생한다.

몸의 혈당은 적절한 수치를 유지할 정도만 있으면 되는데 자꾸 포도당, 곧 탄수화물 음식이 들어오다보니 포도당이 남아돌게 되는 것이다. 그러면 인슐린은 출동 명령을 받게 되고 분비량이 많아지면서 혈당을 낮추려고 남은 포도당을 체지방으로 바꾸는 작용을 한다. 결국 남은 포도당을 지방으로 바꾸어 지방세포에 저장시키려 한다. 그러면 결국 내가 먹은 탄수화물은 지방으로 바뀌어 나의 배와 옆구리, 허벅지 등에 살로 남게 되는 것이다.

아무리 타고난 체질 탓을 해도 체중이 증가하는 이유에는 이러한 호르몬의 영향과 내가 먹는 것, 즉 음식의 종류와 양이 가장 큰 영향을 미치는 것이 사실이다. 이렇게 호르몬의 영향을 정확히 알고 내 몸의 밸런스를 찾아가는 노력을 부단히 하다보면 타고난 체질도 바꿀 수 있다.

자매의 운명을 가른 '인슐린'이라는 호르몬

나에겐 두 살 터울의 여동생이 있다. 결혼을 하고 나니 예전보다 더 친구처럼 느껴져서 너무나도 좋다. 머나먼 미국에 있어도 한국에 내 여동생이 있다는 사실만으로도 든든하고 의지가 될 정도다. 그러나 어릴 땐 대부분의 자매가 그러하듯 머리끄덩이를 잡고 싸운 적이 수도 없이 많았다. 싸움의 원인은 아마 다른 자매들도 그렇겠지만 주로 옷이나 신발 때문이었다. 초등학생 때까지는 옷 때문에 싸운 적이 부지기수였다. 내가 입고 가려고 생각한 옷을 다음 날 아침에 동생이 먼저 홀라당 입고 나가버리면, 학교까지 쫓아가서 벗겨올 수도 없는 노릇이기에 혼자 씩씩거리며 울분을 삭힌 채 등교하는 날이 많았다.

그런데 둘 다 중고등학생이 되자 이런 싸움은 더 이상 일어나지 않았다. 등교 때는 교복을 입기 때문이기도 했지만 휴일이나 하교 후에는 자율복을 입는데도 더 이상 싸우지 않았다. 그 이유는 나와 동생의 체형 차이가 점점 더 가속화되었기 때문이다. 동생의 옷은 더 이상 나에게 맞지 않았고 동생도 내 옷을 더 이상 탐낼 수가 없었다. 참으로 슬프고도 웃긴 현실이 되어버린 것이다.

나는 초등학교 입학 전까지는 나름 동그란 얼굴에 아주 약간 귀여울 정도의 살을 가진 아이였다. 그런데 초등학교에 입학한 후부터 점점 귀엽지 않은 체형으로 바뀌어갔다. 난 항상 엄마 탓을 했다. 아버지는 길쭉한 다리와 타고난 마른 몸매를 지녔기 때문이다(물론 지금은 연세가 있어서 일명 사장님 배를 보유하고 있다). 이에 반해 엄마는(물론 엄마의 처녀 때 사진을 보면 나의 20대보단 훨씬 좋은 몸매의 소유자이긴 했지만) 살이 잘 찌는 체질과 타고난 허벅지를 자랑한다. 그런데 아버지는 과자와 사탕 등 주전부리를 좋아하시는 반면 엄마는 간식을 잘 드시지 않는다. 여기서 중요한 건 나는 엄마의 살이 잘 찌는 체질과 튼실한 허벅지를 닮았고, 아빠의 주전부리 습관을 닮았다는 점이다. 이보다 최악의 유전자 조합을 없을 것이다.

반면 여동생은 아빠의 늘씬한 다리 라인과 타고난 마른 몸매, 엄마의 주전부리 안하는 습관을 닮았다. 그래서 동생은 20대 이후로 임신기간을 제외하고는 항상 45kg 이하의 체중을 유지하고 있다. 키는 나와 비슷한데도, 날씬한 몸매 때문에 동생은 흰 티셔츠에 청바지 하나만 입어도 '옷발'이 잘 받는다. 반면 나는 항상 옷을 살 때마다 특히 바지 종류를 살 때마다 옆으로 툭 튀어나온 '허벅지 승마살'을 감춰야 했고, 일명 '무다리'라 불리는 종아리를 날씬하게 보이는 옷을 고르기 위해 사력을 다했다.

보세 옷을 사도 옷발 제대로 받는 동생과 달리 나는 백화점에서 사이즈에 맞는 브랜드 옷을 사야 그나마 살들을 교묘하게 감출 수 있었다. 이 때문에 엄마에게 구박도 많이 받았다. 그러면 난 항상 당당하게 얘기했다. "같은 부모의 자식인데 왜 나만 이런 체질과 체형을 타고난 거야? 이게 다 엄마 때문이니까 백화점에서 옷 사는 것 가지고 뭐라고 하지 마!"라고 말이다. 물론 요즘도 가끔 엄마에게 "난 엄마 때문에 평생 다이어트를 하고 있어."라고 우스갯소리를 하곤 한다. 엄마에겐 농담처럼 했지만 이 말은 맞는 말이다. 다이어트는 이제 나의 친구니까.

밥 대신 두부를 먹으면
왜 살이 빠질까?

지금 난 하루 한 끼 정도만 밥과 반찬으로 이루어진, 제대로 한 상 차려진 밥상으로 먹곤 하는데 이때 쌀밥 대신 두부로 바꾸어서 먹을 때가 많다. 밥과 두부는 똑같은 색깔의 음식이지만 한 입 먹었을 때 몸 안에서의 반응은 하늘과 땅 차이다. 이러한 차이를 불러일으키는 것은 바로 인슐린이라는 호르몬의 반응 때문이다.

두부는 풍부한 식물성 단백질을 많이 함유하고 있는 대신 지방 함유량이 적고 칼로리가 낮은 저탄수화물 식품이다. 그러므로 밥 대신 두부를 섭취하게 되면 일명 비만 호르몬이라고 불리는 인슐린이 아주 소량만 분비된다. 그러니 자연히 추가로 인슐린이 분비되는 일이 없고 남아도는 포도당이 없으므로 지방으로 바뀌어 나의 몸에 남아 있지 않게 된다.

두부와 같은 단백질 식품을 섭취하면 또 한 가지 장점이 있다. 음식소비에너지가 높아진다는 점이다. 살이 찌는 이유는 내가 섭취한 열량이 사용한 열량보다 많아서 남는 열량만큼 몸에 쌓이기 때문이다. 그러니 살이 안 찌려면 열량을 많이 사용하면 된다. 이는 누구나 다 아는 사실이다. 그런데 문제는 열량을 사용하는 방법이다. 가기 싫은 헬스장에 억지로 가서 운동을 하거나, 격렬한 달리기를 하며 소비시키는 방법만 있는 것이 아니다. 우리가 음식을 먹을 때에도 그 음식물을 소화시키기 위해 몸 안에서 열량이 사용된다. 바로 '음식소비에너지'라는 것인데 이를 전문적 용어로 특이동적작용SDA, specific dynamic action이라고 한다.

두부와 같은 단백질 식품을 섭취하면 식품의 열량 중 30퍼센트 정도가 소비에너지로 사용되지만 밥과 같은 탄수화물 식품은 각 식품 열량의 6퍼센트 정도만이 소비에너지로 사용된다. 그러므로 똑같은 열량의 두부 300kcal와 쌀밥 300kcal를 섭취했다고 할지라도 두부는 90kcal가 에너지로 소비되는 반면 쌀밥은 18kcal밖에 소비되지 못하는 것이다. 결국 두부를 섭취할 경우에는 열량이 210kcal밖에 남아 있지 않지만 쌀밥을 섭취할 경우에는 282kcal나 남아 있게 된다.

또한 두부를 많이 먹으면 두부에 들어 있는 콩의 펩타이드 성분이 기초대사 저하를 방지해 다이어트의 영원한 적인 요요현상이 발생하지 않는 체질로 만들어준다. 그래서 난 하루 한 끼 정도는 두부를 밥 대용으로 먹는다. 조리 과정도 너무나 간단하다. 포장된 두부를 꺼내어 그릇에 넣고 단 3분만 전자레인지에 넣고 돌리면 30분이 걸려야 만들어지는 밥보다 짧은 시간 안에 다이어트에 효과적이고 건강에도 좋은 한 끼 식사가 만들어진다.

가끔 요리 솜씨를 발휘하고 싶을 때에는 각종 채소와 방울토마토를 곁들인 두부샐러드를 해먹거나 매콤한 닭가슴살 김치볶음과 함께 두부김치로 먹곤 한다. 물론 술안주로 딱인 이런 메뉴를 먹을 때 겪는 알콜의 유혹은 자연스럽게 받아들인다. 다이어트는 평생 하는 것이기 때문이다. 가끔은 이렇게 훌륭한 안주가 나왔을 땐 한 잔 마셔줘야 하지 않겠는가?

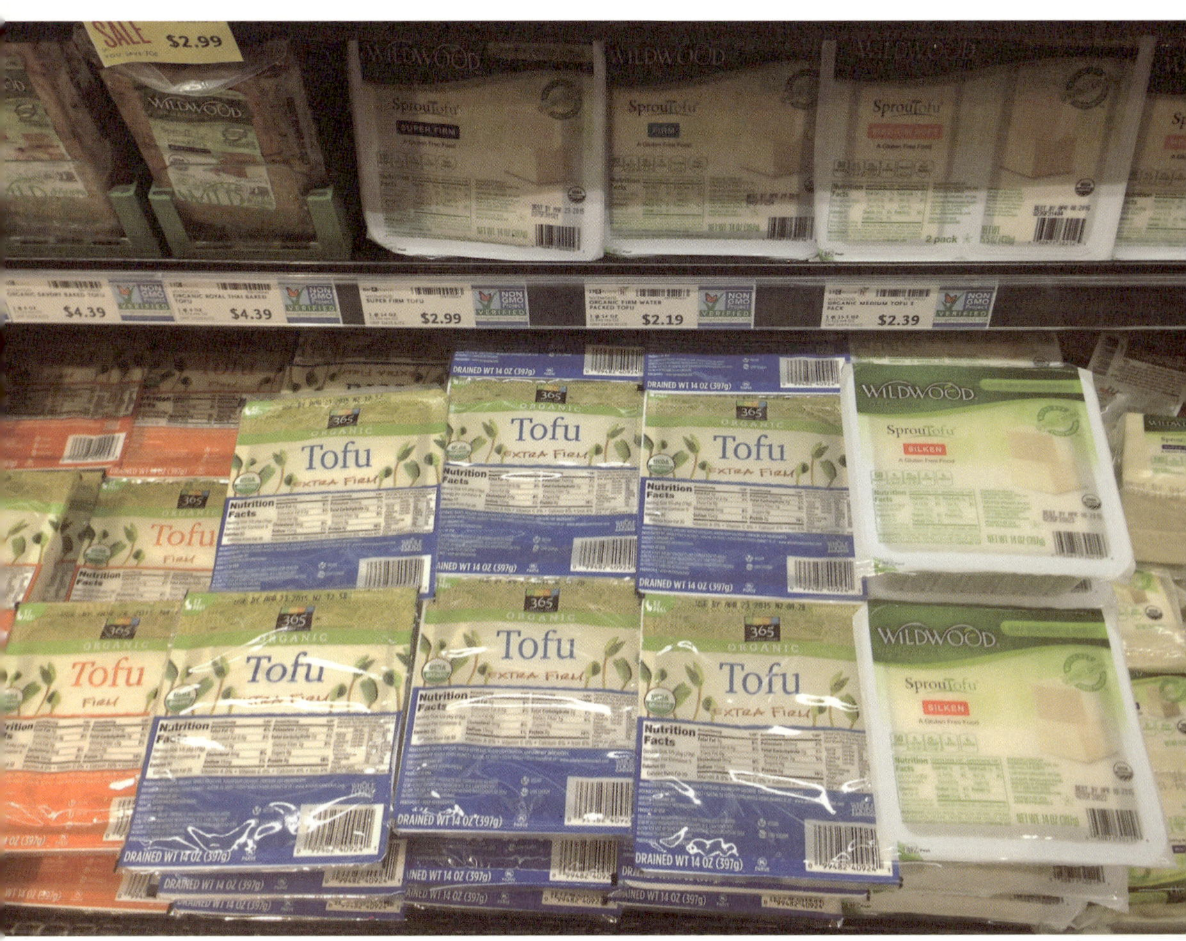

**하루 한 끼,
밥 대신 두부를 먹자 !**
식물성 단백질은 풍부하고
지방의 함량과 칼로리는 낮고
음식소비에너지를 높여주니 이보다 더 좋을 수 없다

먹어라, 제대로 알고 먹어라
두부 꾸준히 맛있게 즐기는 법

1. 하루 한 끼는 밥 대신 두부와 반찬을 먹자

밥과 두부, 이 두 식품이 가지고 있는 극명한 차이는 탄수화물과 단백질의 차이와 같다. 인슐린과 음식소비에너지의 관계, 두부가 함유하고 있는 펩타이드의 역할을 다시 한 번 상기하고 밥공기에 밥 대신 두부를 담아 전자레인지에 3분만 돌려라. 쌀을 씻고 밥을 안치는 번거로움도 없어지고 내 몸에 쌓이는 지방도 줄어들 것이다.

2. 다양한 두부 활용 요리법을 익혀보자

밥 대신 전자레인지에 데워서 먹는 것이 가장 간편한 방법이지만 두부 특유의 향이나 맛이 싫은 사람은 약간의 오일을 둘러 두부부침을 해먹어도 좋다. 소스를 곁들인 두부샐러드, 두부스테이크, 두부스프 등 다양한 요리법이 있으니 두부를 맘껏 즐겨보자.

3. 다이어트에 좋은 두부도 제대로 골라야 한다

두부는 훌륭한 식품이지만 콩을 가공해서 만드는 가공식품이다. 그러므로 어떤 콩을 가지고 어떤 가공과정을 거쳐 만들어졌는지 확인해야 한다. 유전자 조작 콩이 아닌 국내산 콩으로 만들어진 두부가 좋으며, 콩물을 끓일 때와 응고시킬 때 넣기도 하는 소포제나 유화제는 첨가되지 않은 것이 좋다.

요즘엔 식품표시제도가 의무화되어 있기 때문에 식품 라벨의 성분표시를 반드시 확인한 후 구입하는 습관을 들이자. 또한 두부의 부서짐을 방지하기 위해 들어 있는 물의 색이 혼탁하거나 거품이 있는 것은 신선하지 않은 것이므로 두부를 구입하거나 조리할 때 잘 살펴봐야 한다.

고구마와 감자도 따져가며 먹어라 …

… 깐깐하게 먹어라

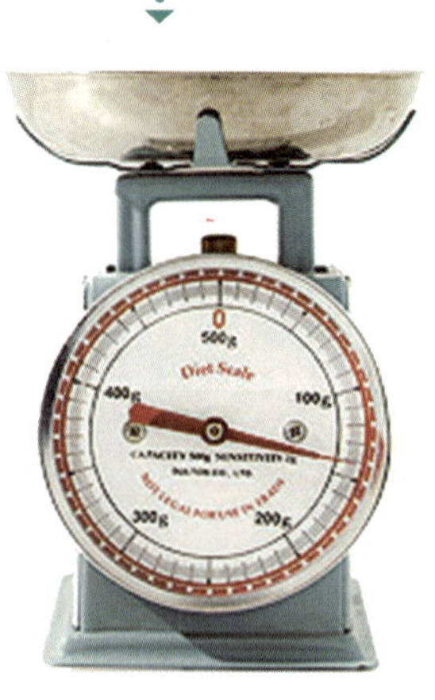

나는 어릴 때부터 외모, 그중에서도 특히 옷 입는 것에 관심이 많았다. 엄마는 첫째 딸인 나에게 남대문이나 동대문에서 산 아동복이 아닌 백화점에서 산 예쁜 원피스를 주로 입혀주셨다. 그래서였는지 옷과 외모에 유난히 신경을 썼고, 예쁜 옷을 입었을 때 거울에 비치는 나의 모습에 지대한 관심을 갖게 되었다. 성인이 되어서도 문득 지하철 창문에 비춰진 내 모습이 집에서 옷을 고르며 머릿속으로 그렸던 핏이나 느낌과 다르면 약속을 취소하고 그냥 집으로 들어오곤 할 정도였다.

학창 시절에는 늘 입고 다니던 별다를 게 없는 교복도 입는 사람의 몸매에 따라 핏의 차이가 확연히 다르다는 걸 알았기에, 더더욱 당시의 내 몸이 정말 맘에 들지 않았다. 이 시기는 내 인생 최대의 암흑기였다. 나에게 암울의 정도는 체중과 정비례한다고 해도 과언이 아닐 정도였다. 체중이 늘면 늘수록 스트레스 지수는 올라가고 몸과 마음의 상태는 '다운'되었다. 그러다가 체중이 줄어드는 모드로 바뀌게 되면 모든 것은 어느새 '업'되었다. "도대체 그놈의 핏이 뭐 그리 대수냐!"라고 말할 수도 있지만 적어도 당시의 나에게는 절대적으로 중요한 것이었다.

다이어트의 최대 복병,
탄수화물 바로 알기

내가 식품영양학과를 선택하게 된 것은 지금 생각해보면 하느님의 계시 같다는 생각도 든다. 물론 다이어트를 하기 위해 그런 전공과목을 택한 것은 결코 아니었다. 단지 생각보다 잘 나오지 못한 나의 수능점수(이렇게 말하면서 스스로를 위로하고 싶다)와 첫째인 내가 곧 수능시험을 볼 동생 둘에게 부담감을 안겨주며 재수하느니 안정권으로 지원해 입학부터 하고 보자는 생각에 특차로 원서를 넣다보니 식품영양학과를 선택하게 되었다. 그런데 이렇게 선택한 전공이 나에겐 너무나도 잘 맞았고, 지금까지 나의 밥벌이가 되어줄 줄은 꿈에도 몰랐다.

다이어트에 민감할 수밖에 없는 공부를 하게 된 이후 나는 음식을 먹을 때나 식품을 고를 때 이것저것 따져서 먹는 습관을 갖게 되었다. 제조사별로 칼로리가 조금씩 다르기에 크래커 하나를 살 때도 일일이 확인하고 비교하며 조금이라도 칼로리가 낮은 제품을 골랐다. 자장면과 짬뽕처럼 도저히 우열을 가릴 수 없는 메뉴 중 하나를 선택할 때도 칼로리를 기준으로 삼았다.

물론 늘 배운 대로 실천할 수는 없었다. 묻지도 따지지도 않고 먹거나 내 맘대로 영양학적 이론을 적용해 먹어대기도 했다. 특히 다이어트의 절대적인 적이지만 끊으려야 끊을 수 없는 술이 가장 문제였다. 나만의 합리화로 맥주를 밥 대신 마시며 '맥주도 보리로 만든 탄수화물 식품이니까 밥 대신으로 먹으면 괜찮을 거야' 하며 마셔댔다.

제아무리 혹독한 다이어트를 하더라도 음식이란 것을 아예 안 먹을 수는 없다. 그렇다면 무엇을 먹어야 하고 무엇을 줄여야 하는지를 아는 것과 모르는 것은 천지차이다. 이는 다이어트 결과에도 엄청난 영향을 미친다. 예전에는 고기나 버터, 튀긴 음식 등의 고지방 음식들이 살찌는 주범으로 주목받고 유독 공격을 당했다. 그러나 이처럼 지방으로 가득한 고칼로리 음식들은 차라리 대놓고 '나는 칼로리가 매우 높습니다'라고 떠벌리고 다니기 때문에 다이어트에 무지한 사람일지라도 '이런 음식을 먹으면 살이 찔 텐데'라는 생각이 들게 한다.

문제는 우리가 늘 먹는 주식이다. 밥, 국수, 스파게티나 간식으로 즐겨 먹는 빵, 떡, 심지어 과일 등은 '이런 건 많이 먹지만 않으면 살이 찌지 않을 거야'라고 스스로를 위안하게 만들기 때문에, 무심코 지나치게 많은 양을 섭취하는 주범이 되고 있다. 이러한 식품들을 묶어서 영양학적 분류로는 탄수화물 식품이라 부른다. 탄수화물은 식품의 맛과 향을 내며 혈당을 일정하게 유지하면서 신체에 에너지를 공급하는 중요한 역할을 하는 영양소다. 그러나 과잉 섭취하면 그 역할은 판이하게 달라진다.

탄수화물 체내 흡수시의 변화

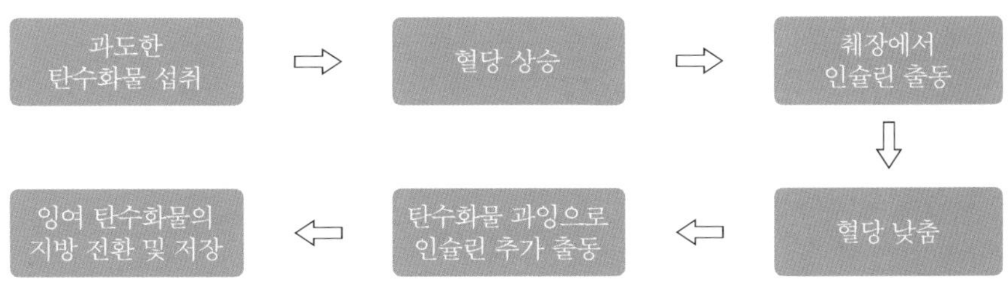

탄수화물이 우리 몸에 흡수되어 일으키는 변화를 봐도 알 수 있듯이 누가 봐도 고지방식품임을 알 수 있는 식품들보다 보이지 않는 곳에서 지방으로 바뀌어 저장되고 있는 탄수화물 식품들이 우리의 다이어트를 방해하는 복병이다. 그렇다고 탄수화물 식품을 아예 안 먹을 수는 없으니 잘 골라먹는 방법을 알아야 하는데 그러기 위해서는 먼저 당지수GI, Glicemic Index에 대해 알아야 한다.

'다이어트를 할 때는 감자보다 고구마가 더 낫다'라는 말을 많이 들어봤을 것이다. 이에 대한 근거가 바로 당지수와 관련이 있다. 당지수란 특정 식품을 섭취할 경우 포도당이 얼마나 빠른 속도로 흡수되어 혈액 내의 포도당 농도를 증가시키는가를 나타낸 수치다. 좀더 자세히 말하면 포도당 섭취량 50g을 100으로 보고 각각의 식품에 함유된 탄수화물 50g을 섭취한 후 2시간 동안 혈당량 변화를 비교한 수치다. GI지수가 높은 식품을 먹으면 탄수화물 분해가 빨리 되어서 포도당으로 쉽게 바뀌므로 공복감도 빨리 느끼게 되고, 혈당량도 급속도로 증가하여 결국 인슐린 과다 분비를 초래하게 된다. 이로 인해 갈 길을 잃은 포도당들은 지방세포로 바뀌어 저장된다.

반면 GI지수가 낮은 음식은 탄수화물을 포도당으로 분해시키는 속도가 느리기 때문에 포도당을 혈액으로 천천히 방출시켜 소장에 오랫동안 머물게 하여 포만감이 지속되고 추가 인슐린 분비 또한 없으므로 포도당이

지방으로 바뀌어 저장되는 확률이 줄어들게 된다.

보통 GI지수가 55 이하면 낮은 식품으로 분류되고, 56~69 정도면 중간 식품, 지수가 70을 넘으면 높은 식품이라고 말할 수 있다(주요 식품별 GI지수 참조). 흔히 GI지수로 비교되는 채소가 감자66kcal, 90GI와 고구마120kcal, 50GI인데 칼로리는 감자가 고구마의 절반이지만 GI지수는 2배가 높다. 그러므로 GI지수가 높은 고구마를 섭취할 경우 감자보다 포도당을 천천히 분해하여 포만감도 높고 지방으로 바뀌어 저장되는 확률도 줄어드는 것이다.

나는 똑같은 음식을 먹더라도 가급적 GI지수가 낮은 것으로 먹으려고 노력한다. 밥 대신 두부를 먹는 것도, 밥을 먹는다면 흰쌀밥이 아닌 잡곡밥을 먹는 것도 바로 이러한 이유 때문이다. 빵을 먹을 때에도 하얗고 부드러운 빵보다는 거칠지만 쫄깃한 식감을 느낄 수 있는 발효빵이나 통밀빵을 선호한다. 그리고 같은 재료를 이용한 음식도 조리법이 간단한 것을 골라서 먹는다.

과일도 가급적 단맛이 강한 바나나, 포도, 파인애플보다는 단맛은 조금 약하되 신맛을 더 느낄 수 있는 자몽, 오렌지, 키위 등을 즐겨 먹는다. 그러다가 가끔 당지수가 높은 달콤한 과자나 초코케이크, 밀가루 음식 등이 미치도록 먹고 싶을 때는 가급적 밤이 아닌 낮에 먹으려고 항상 노력한다.

그런데 한 가지 주의해야 할 사항이 있다. 당지수만을 생각하다 낭패를 볼 수도 있기 때문이다. 당지수가 낮다고 해서 베이컨과 소시지 등 지방 함량, 특히 포화지방 함량이 높은 음식을 먹다보면 큰코 다칠 수 있기 때문이다. 음식도 옷과 가방을 쇼핑할 때처럼 여러 면에서 꼼꼼하게 따져보고 선택하기를 바란다.

주요 식품별 GI지수

당지수 높은 식품		당지수 중간 식품		당지수 낮은 식품	
설탕	109	스파게티	65	혼합 잡곡	45
식빵	91	치즈 피자	60	쇠고기 안심	45
감자	90	냉동만두	60	돼지고기 안심	45
흰쌀밥	84	밤	60	닭가슴살	44
떡	82	현미밥	59	포도	43
도넛	76	호밀빵	58	두부	42
튀긴 감자	75	오렌지주스	57	토마토	38
꿀	73	바나나	55	배	36
라면	73	옥수수	55	사과	36
수박	72	고구마	55	오렌지	31
팝콘	72	메밀	54	딸기	29
으깬 감자	70	저지방아이스크림	50	복숭아	28
환타	68	초콜릿	49	보리	25
크로와상 빵	67	완두콩	48	우유	25
파인애플	66	국수	47	완두콩	22
건포도	64			콩	18
햄버거	61			호두	18
아이스크림	61			요구르트 (저지방, 무설탕)	14

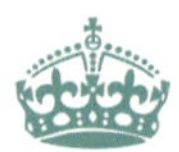

먹어라, 제대로 알고 먹어라
GI지수 활용해서 날씬하게 먹는 법

1. 밥은 하얀색이 아니라 총천연색으로 먹자

흰쌀밥은 도정 과정을 거쳐 속껍질과 씨눈이 정제되기 때문에 전분 이외에 다른 영양소들이 부족하다. 반면에 현미밥이나 잡곡밥 같은 통곡물에는 여러 가지 비타민이나 미네랄이 비교적 골고루 들어 있고, 우리 몸에 부족하기 쉬운 식이섬유소도 풍부해서 당분만 많은 흰쌀밥을 먹을 때보다 천천히 소화되어 흡수되므로 그만큼 살찔 위험이 덜하다.

또한 흰쌀에 현미나 율무, 차조 등의 잡곡을 섞게 되면 밥의 식감이 덜 부드러워서 꼭꼭 씹어 먹게 되므로 더 많은 포만감을 느낄 수 있다. 그러니 밥은 가급적 흰색으로 먹지 말자.

2. 간단한 조리법으로 만든 음식을 먹자

식품을 조리하는 방법이 복잡해질수록 GI지수가 덩달아 높아지는 경우가 많다. 예를 들면 밀가루 자체의 GI지수는 50이지만, 이를 가공해서 만든 식품은 조리 과정 중에 여러 가지 첨가물이 들어가기 때문에 GI지수가 많게는 90까지도 올라간다.

대표적으로 GI지수가 낮은 식품인 두부도 데쳐 먹을 때는 GI지수가 40 정도지만 기름에 부쳐 먹으면 50까지 올라간다. 고구마도 굽거나 쪄서 먹어야지 튀김으로 요리해서 먹으면 소용이 없다. 고기류도 양념에 재워 볶아서 먹기보다는 그냥 구워 먹거나 삶는 조리법을 사용하는 것이 훨씬 좋다. 또한 생채소를 된장에 찍어 먹거나, 버섯이나 채소를 그릴에 구워 먹는 초간단 조리법으로 만든 음식도 대표적으로 GI지수가 낮은 음식들이다.

3. 음식도 순서를 정해서 먹자

우리나라 사람들은 밥, 감자, 고구마, 떡, 국수 같은 탄수화물이 풍부한 음식을 주로 먹는다. 그런데 이 식단에 식초를 넣어 조리하거나, 식이섬유가 풍부한 저지수 GI 식품 한두 가지를 곁들이면 GI지수를 확 낮출 수 있다. 또한 식사를 할 때 나름의 순서를 정해놓고 먹는 것도 좋다.

채소를 먼저 먹고, 그 다음에 두부, 고기, 생선처럼 단백질이 풍부한 음식을 먹은 후 탄수화물 함유량이 많은 음식 순서대로 선택해서 먹는 것이다. 그러면 포만감이 높아져 GI지수가 높은 탄수화물 식품의 섭취량을 줄일 수 있어 자동적으로 한 끼 전체의 GI지수를 낮출 수 있고, 결국 혈당을 일정 범위 내에서 안정적으로 유지할 수 있다.

⋮ 쌈 싸서 먹어라

양배추 · 호박잎 · 깻잎으로 싸먹어라 ⋮

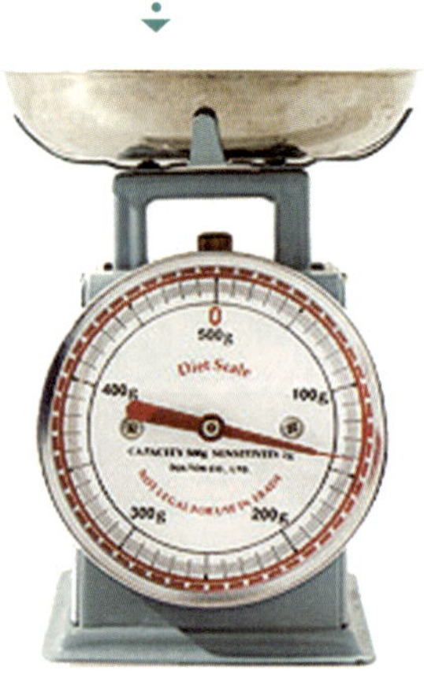

대개 결혼하고 나면 살이 찐다고들 말한다. 신혼의 달달함에 취해 있을 때라 집에서든 밖에서든 둘이 함께 맛난 저녁 식사를 하는 일이 많을 수밖에 없다. 그런 데다가 분위기에 젖어 맥주나 와인을 홀짝이는 일도 잦고, 주말엔 둘이 함께 있으려고 외출을 삼간 채 하루 종일 집에서 주전부리를 먹으며 TV를 보니 살이 찔 수밖에 없다.

나도 마찬가지였다. 결혼 전 죽기 살기로 빼놓은 살인데 결혼 후 점점 불어나는 체중은 감당이 되지 않았다. 그러다 불행인지 다행인지 결혼 4개월 만에 임신을 해서 '에라 모르겠다' 하는 심정으로 넋을 놓고 먹다보니 체중은 기하급수적으로 불어났다. 드라마 속의 임산부들은 음식 냄새만 맡아도 화장실로 달려가 변기통을 붙들고 왝왝 입덧을 하며 잘 먹지도 못하던데 나는 예외였다. 밤에는 갑자기 먹고 싶은 게 생겨서 일부러 밖에 나가 외식을 하기도 했다.

당시 나의 뱃속엔 쌍둥이가 들어 있었다. 아무리 쌍둥이를 임신했다 하더라도 체중이 늘어가는 속도는 그야말로 상상초월이었다. 산부인과 검진을 갈 때마다 친절하디 친절하신 주치의 선생님께서는 매번 나를 체중계에 올라가게 했고 늘어나는 체중에 비례해 잔소리도 늘어갔다. 임신성 당뇨가 올 확률도 높고 몸이 너무 무거워지면 막달엔 걷지도 못해 침대생 활만 해야 할지도 모른다고 겁을 주셨다. 정말 임신기간 동안만큼은 다이 어트를 안 해도 될 줄 알았다. 그러나 신께서는 가혹하게도 나에게 입덧 이란 것조차 피해가게 만들었고, 평소에는 잘 먹지도 않던 밥마저 꼬박꼬 박 챙겨 먹게 하셨다.

임산부가
다이어트를 하게 된 이유

그리하여 임산부 다이어트를 하게 되었다. 임신하기 전 내 살의 주범은 주전부리와 술이었다. 단연코 밥은 아니었다. 그런데 임신을 하고 나서 술 을 못 먹게 되자 삼시 세 끼 밥이 당기는 것이 아닌가. 더 끔찍한 사실은 밥을 먹은 만큼 주전부리의 양은 줄어야 하는데 되려 늘어서 체중이 놀라 운 속도로 늘어났다는 점이다.

급기야 임산부임에도 불구하고 밥의 칼로리를 낮추기 위해 밥의 양을 줄여야겠다는 생각을 하게 되었다. 나의 주특기를 살려 고안해낸 다이어 트 방법은 밥은 무조건 쌈에 싸서 먹기였다. 양배추, 상추, 깻잎, 호박잎 등 다양한 쌈 채소로 밥을 싸서 먹었다.

쌈을 사전에서 찾아보면 '신선한 잎채소를 이용해서 밥과 반찬을 싼 음 식'이라고 정의되어 있다. 우리나라의 식문화는 알면 알수록 참으로 웰빙을 지향하는 건강한 식문화다. 단군조선부터 고려시대까지의 역사를 기록한 《해동역사》에는 '고려인들은 생채에 밥을 싸서 먹는다'라는 기록이 있다. 고려시대 이전부터 우리 조상들은 가장 효과적 생식법인 쌈 문화를 알고 있었던 것이다.

익히지 않은 신선한 채소 위에 고슬거리는 밥 한 술을 얹고, 유산균의 보고이자 천연 항암제인 된장쌈장을 곁들여 먹는 '쌈밥'이야말로 더할 나위 없는 건강 생식이다. 이렇게 밥을(물론 흰쌀밥이 아닌 잡곡밥으로) 채소와 함께 먹는 쌈밥에는 칼륨potassium 등의 무기질과 비타민C를 비롯한 각종 비타민, 장운동에 도움이 되는 식이섬유가 풍부하게 함유되어 있다. 더구나 쌈 채소는 별도의 가열, 조리 과정을 거치지 않고 세척만 해서 그대로 먹기 때문에 영양소 파괴 없이 채소에 있는 영양분을 고스란히 섭취할 수 있다는 장점이 있다.

쌈밥의 장점을 발견한 나는 늦잠 때문에 거르게 되는 아침을 제외한 점심과 저녁에는 현미밥을 여러 가지 채소에 싸서 먹기 시작했다. 하루는 양배추, 하루는 깻잎, 하루는 겨자잎, 하루는 호박잎 이런 식으로 여러 가지 채소로 번갈아 먹으면서 각각의 쌈 채소가 지닌 독특한 향과 질감을 즐겼기에 쉽게 질리지도 않았다. 그 결과 조금만 먹어도 금방 배가 불러 왔고 포만감도 오래 갔다. 또한 화장실도 잘 가게 되어 체중이 늘어나는 속도는 점차 더뎌지기 시작했다. 정기검진을 받으러 간 병원에서 정말 오랜만에 주치의 선생님께 칭찬을 듣고 그 비결이 뭔지 알려달라는 질문까지 받았다. 그 비결은 바로 쌈 채소였다.

밥을 채소에 싸서 먹으면 한 입에 넣는 밥의 양이 줄어들게 된다. 또한 채소의 질감 때문에 그냥 밥을 먹을 때보다 더 꼭꼭 씹어서 먹게 된다. 결국 밥 먹는 속도를 늦추게 되는데 이는 조금씩 천천히 먹어야 하는 다이어트의 기본 원칙에 딱 부합한다. 식사를 시작하고 최소 20분은 지나야 '렙틴leptin' 호르몬이 분비되어 식욕중추기관인 뇌에 그만 먹어도 된다는 신호를 보내고, 밥 먹던 숟가락을 놓을 수 있게 된다.

쌈 채소 중에서 내가 가장 자주 먹었던 것이 양배추인데 양배추는 영양성분의 90퍼센트 이상이 수분이다. 덕분에 양배추 한 통의 칼로리는 31kcal, 밥 두 숟가락 정도로 칼로리가 굉장히 낮은 반면 다양한 영양소를 가지고 있다. 필수아미노산인 라이신lysine, 히스티딘histidine, 아르기닌arginine, 아스파라긴asparagine 등을 함유하고 있어서 곡류와 같이 섭취할 경우 곡류에 없는 영양소를 보충해주어 상호보완적인 작용을 한다.

특히 필수아미노산 중 하나인 트립토판tryptophane이 함유되어 있는데, 다이어트할 때 쉽게 예민해지고 짜증이 나기 쉬운 사람의 기분을 즐겁게 해주는 세로토닌serotonin이란 호르몬의 분비를 돕는 영양소가 바로 트립토판이다. 또한 녹색 부분에는 비타민C 함유량이 100g 중 44mg으로 무려 토마토의 2배 이상이다. 따라서 양배추잎 한 장이면 1일 비타민C 필요량인 50mg을 거의 충족시킬 수 있다. 다이어트할 때 급격하게 노화될 위험이 있는 피부에 충분한 영양을 주는 역할도 한다.

어디 그뿐인가. 양배추 속에 다량으로 함유되어 있는 식이섬유는 혈당치 상승을 막아준다. 탄수화물이 몸에 급하게 흡수되면 혈당이 급격하게 올라가고 인슐린이 분비되어 잉여 탄수화물을 더 빠르게 지방으로 바꾸어 저장시키는데 이때 방어 역할을 한다. 이처럼 양배추는 볼수록 매력적인 다이어트 식품이다.

영화 〈타이타닉〉의 여주인공인 할리우드 최고의 배우 케이트 윈슬렛은 14세 때 이미 몸무게가 70kg이 넘었다고 한다. 이후 감량에 성공했지만 〈타이타닉〉을 촬영할 당시에도 몸매는 약간 통통한 상태였다. 영화 성공 후 그녀는 다른 스타들의 몸매에 자극받아 양배추 다이어트로 감량에 성공했다. 패션리더이며 팝스타인 라이오넬 리치의 딸인 니콜 리치도 양배추 다이어트로 한 달 만에 8kg을 감량했다. 식사 때마다 양배추를 찌거나 수프로 만들어 전혀 간을 하지 않고 먹었다. 여기에 가끔 토스트 한 쪽이나 커피 한 잔 정도만 추가했다고 한다. 물론 양배추를 쌈의 형태로 먹진 않았겠지만, 양배추는 어떠한 방법으로 먹더라도 분명 다이어트에 좋은 식품이다.

양배추만큼의 포만감을 주지는 못하지만 깻잎도 좋은 쌈 채소다. 양배추의 맛이 심심하고 향이 없는 데 반해 깻잎은 독특한 향과 쌉싸름한 맛을 지녀, 양배추가 지겨울 때 대신 섭취하면 좋다. 깻잎은 칼륨, 칼슘calcium, 철 등의 무기질이 많은 알칼리성 식품으로 정평이 나 있다. 특히 칼륨은 나트륨natrium의 배설을 촉진시키므로 다이어트의 적이자 부기를 일으키는 주범인 체내 염분을 조절하는 데 매우 유익하다.

　호박잎도 다른 쌈 채소처럼 섬유소와 비타민이 풍부하고 칼로리가 낮아서 다이어트 식품으로 손꼽히고 있다. 특히 비타민C와 베타카로틴이 풍부하게 함유되어 있어 우리 몸에 쌓여 있는 유해한 산화물질을 제거해 주어 다이어트시 꼭 필요한 체내 독소 제거에 효과적이다.

　반드시 먹어야 하는 밥이라면 그냥 먹지 말고 다양한 쌈 채소 중 입맛에 맞는 걸 골라 싸서 먹어보자.

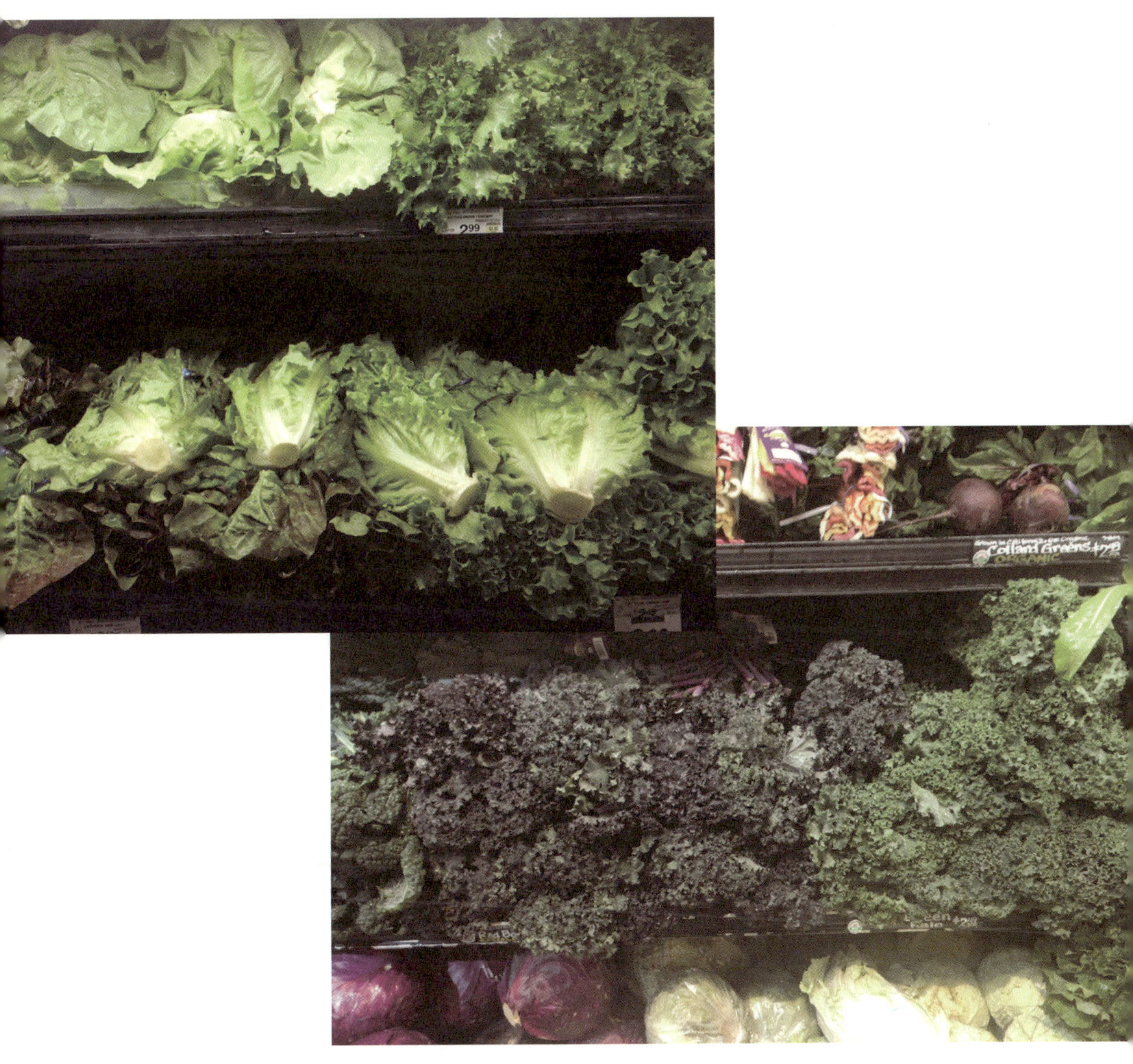

절대 밥은 포기할 수 없다면
무조건 쌈 싸서 먹자!

섬유소와 비타민이 풍부하고
기분 좋은 포만감까지 주는 쌈 채소는
다이어트 밥상의 슈퍼스타다

먹어라, 제대로 알고 먹어라
쌈 채소 제대로 활용하는 법

1. 쌈밥을 먹을 때 와인 비니거를 곁들여 먹어보자

보통 쌈 채소 하면 쌈장이나 된장을 함께 떠올리게 된다. 물론 이러한 식품들은 우리나라의 대표적인 발효식품이기는 하지만 염분의 함량이 높기 때문에 더 많은 양의 밥을 섭취하게 된다. 가끔은 쌈을 싸서 와인 비니거에 찍어 먹어라. 나트륨 흡수도 줄이고 새콤달콤한 맛이 채소와 어우러져 쌈장보다 더 훌륭한 조합임을 알게 될 것이다. 더구나 비니거의 신맛은 탄수화물이 체내에서 지방으로 바뀌어 저장되는 것을 막아주므로 일석이조의 효과를 볼 수 있다.

2. 쌈 채소, 밥이 아니어도 싸서 먹자

고기를 먹을 때도 반드시 쌈 채소와 함께 먹어라. 고기를 먹고 난 후에는 밥이나 냉면 같은 탄수화물 음식은 섭취하지 않는 것이 다이어트에 도움이 된다. 그렇다고 염분이 있고 산성 식품인 고기만을 먹어서도 안 된다. 이럴 때는 쌈 채소와 함께 먹는 게 좋다. 쌈 채소 속에 함유되어 있는 셀룰로오스cellulose의 섬유소가 고기의 소화를 도와주고 알칼리 성분이 고기의 산성을 중화시켜 몸의 밸런스를 유지시켜준다. 쌈 채소와 고기는 맛과 영양 면에서도 안성맞춤의 궁합이 되는 셈이다.

3. 장보기 목록에 반드시 쌈 채소를 넣자

밥을 먹을 때 막상 쌈 채소를 이용해서 먹으려 해도 냉장고에 없다면 말짱 도루묵이 된다. 다이어트의 관건은 냉장고 관리에 달려 있다. 냉장고 문을 열었을 때 푸르른 초원을 보는 것처럼 채소는 항상 구비되어 있어야 한다.

쌈 채소는 3일 이상 보관하면 신선도가 떨어질 수 있으므로 한꺼번에 많이 사두지 말고, 일주일에 두 번은 꼭 장을 봐서 냉장고 안에 잘 보관해두자. 냉장 보관할 때 유의할 점은 밀폐용기나 비닐 백 등에 담아 가급적 공기를 차단하여 보관하는 것이다. 보관하는 냉장실 온도는 5℃ 이하가 바람직하며, 야채 · 과일 전용 서랍에 보관할 경우, 찬 공기가 적절히 순환될 수 있도록 서랍의 3분의 2 정도만 채운다.

잠들기 **4**시간 전까지만 먹어라

일찍 먹어라

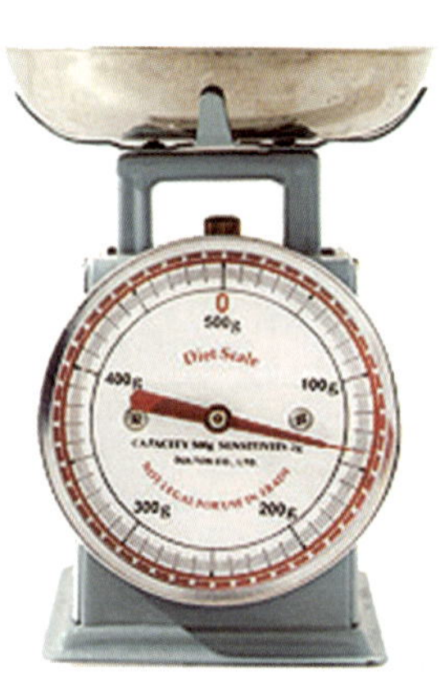

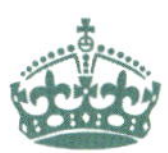

사방이 다이어트의 적이다. 그 적들이 한 놈씩 한 놈씩 시간차를 두고 공격해올 때도 있지만, 때론 한꺼번에 무차별 맹공을 펼칠 때도 있다. 사람마다 그 적의 종류는 제각각이고 시시때때로 바뀔 수도 있지만, 나처럼 다양하지도 않은 몇몇 놈이 자주 깊숙이 공격해올 때도 있다.

내 다이어트 최대의 적은 술과 맵고 짠 맛을 지닌 음식들이다. 이 두 놈이 동시에 나를 공격해온 다음 날 아침이면 내 얼굴은 어김없이 퉁퉁 부어 있으며 9년째 나와 함께 하고 있는 커플링은 탈출하고 싶다는 강력한 신호를 보내온다. 이런 날은 체중계에 올라갈 때 마음의 준비를 단단히 해야 한다. 하룻밤 사이 체중이 1kg 이상 늘어 있으니 말이다.

어젯밤, 원고를 쓰면서도 난 그 두 적으로부터 무차별 공격을 당했다. '다이어트 책을 쓰고 있는 사람이 이러면 안 되는데'라는 자책감에 바로 다음 날 아침인 지금, 다시금 원고를 쓰며 결심을 한다.

어제 하루를 돌아보면 아침에 쌍둥이 아들 두 놈의 아침을 먹이고, 남편의 도시락을 싼 후 세 남자를 회사와 학교에 보내놓고 뒷정리를 한 뒤 글을 쓰러 나갔다. 모닝커피와 함께 즐겨 먹는 슬라이스 통밀빵 세 조각을 먹고, 3시경 하교하는 아이들을 데리고 집으로 온 후 찐만두와 과일로 간식을 챙겨주며 나도 함께 조금 먹었다. 그 후 아이들의 숙제를 봐주고 스포츠 활동을 위해 이곳저곳 다니다 집에 오니 저녁 8시. 저녁을 먹은 후 밀려드는 피로감과 하루 종일 먹고 싶은 것을 제대로 먹지 못해서 갑자기 밀려오는 '거짓 배고픔'으로 인해 급기야 맥주와 과자에 손을 대고 만 것이다.

거짓 배고픔과
진짜 배고픔을 구분하자

다이어트는 거듭 강조하지만 심리전이다. 어제 난 이 심리전에서 패배했다. 원인은 피로감 때문이기도 하지만 활동하는 내내 내가 원하는 것을 제대로 먹지 못해서 밀려온 거짓 배고픔 때문이었다.

우리가 느끼는 '먹고 싶다', 혹은 '배가 부르다' 등의 느낌은 우리 몸 안의 호르몬과 밀접한 연관이 있다. 이 중 식욕을 억제하는 호르몬은 렙틴 호르몬이다. 반대로 위장에서 분비되며 위장이 비었다는 신호를 뇌에 알려주는 호르몬은 식욕을 북돋아주는 그렐린ghrelin이라는 호르몬이다. 이 상반된 성격의 두 호르몬이 동시에 작용히여 그 효과를 서로 상쇄시키는 '길항작용'을 일으켜 우리는 정상적인 식욕을 느끼게 된다.

다시 말해 아무것도 섭취하지 않은 공복에는 위장에서 정상적으로 그렐린이라는 호르몬이 분비됨과 동시에 뇌 속의 시상하부에 있는 뉴로펩

타이트neuropeptide라는 섭식중추를 자극해 배고픔을 느끼게 한다. 그러나 일명 거짓 배고픔은 위장에서 분비되는 호르몬에 의한 것이 아닌, 뇌에서만 신호를 보내는 배고픔인 것이다. 이놈이 바로 다이어트 최대의 적이자 무시무시한 호르몬으로, 위장은 이미 충분히 섭취된 음식물로 포화 상태임에도 불구하고 뇌에서는 배가 고프다는 거짓 신호를 보내게 한다.

우리는 이 거짓 배고픔에 속아서 불필요한 음식을 과잉 섭취하게 되는 것이다. 결국 과잉 섭취된 음식물은 중성지방으로 바뀌어 내 몸 곳곳에 지방세포로 축적된다. 중성지방으로 채워진 지방세포는 그 크기가 20배까지 커질 수 있는데, 체지방량이 30kg 이상 늘게 되면 지방세포가 커지다 못해 세포분화까지 일어나서 세포 수도 늘어나게 된다. 이렇게 지방세포의 크기가 커지거나 세포 수가 늘면서 지방조직이 커지면 바로 살이 찌게 되는 것이다.

저녁식사 이후 일명 야식이라는 것으로 인해 불필요한 열량을 섭취하면 몸속에 고스란히 지방으로 남곤 한다. 특히 저녁식사 이후 섭취하는 음식의 열량이 하루 총 섭취량의 50퍼센트를 넘으면 '야식증후군'이라고 정의할 정도로 심각한 병을 유발할 수도 있다.

야식증후군의 가장 근본적인 원인은 불규칙적인 생활패턴과 그로 인한 스트레스다. 스트레스성 식욕이란 말도 있는데 이는 스트레스를 받으면 외로움, 두려움 등과 같은 부정적인 감정이 중추신경을 자극해 식욕을 느끼게 하기 때문에 붙여진 이름이다. 이는 몸이 아닌 심리적 보상을 위한 식욕인 것이다.

야식증후군 같은 증상에 시달리며 한 번에 불필요하게 과식하지 않기 위해서는 음식을 하루에 세 번 정도 규칙적으로 나누어 먹는 것이 좋다. 물론 마지막으로 먹는 시간은 잠들기 4시간 전이어야 한다. 그때 음식 섭취를 완전히 끝내야 소화과정을 거친 후 지방으로 바뀌는 과정을 거치지 않기 때문에 몸에 불필요한 살덩어리가 불어나지 않을 수 있다.

여기서 하루 세 번 먹는다고 해서 그것이 반드시 잘 차려진 식사의 의미는 아니다. 아침, 점심, 저녁 하루 세 번 다 밥을 먹을 필요는 없다. 배가 고프지 않는데도 억지로 무조건적으로 챙겨 먹어야 할 이유도 없다. 위장에서 진정 배고픔을 느끼면 그때 먹으면 되는 것이다.

단, 공복상태가 지나치게 오래 지속되면 식욕 호르몬인 그렐린이 더 많이 활성화되어 분비량이 증가하게 되므로, 그렐린의 분비를 억제하고 일정한 수준으로 유지하게 하려면 지나친 공복기를 갖는 것보다는 하루 세 번 정도 나눠서 먹는 것이 좋다.

그 양은 오래된 허기짐을 막아줄 정도로만, 즉 위장이 긴 공복기를 느끼지 못할 정도로 가볍게 섭취하자. 예를 들면 아침에 입맛이 없는 사람이라면 과일 한 조각과 블랙커피로 시작해 점심은 제대로 된 식사를 하고 저녁은 두부와 반찬 혹은 채소류 정도만 먹어도 된다. 하루 세 번을 꼭 밥으로 먹을 필요는 없다.

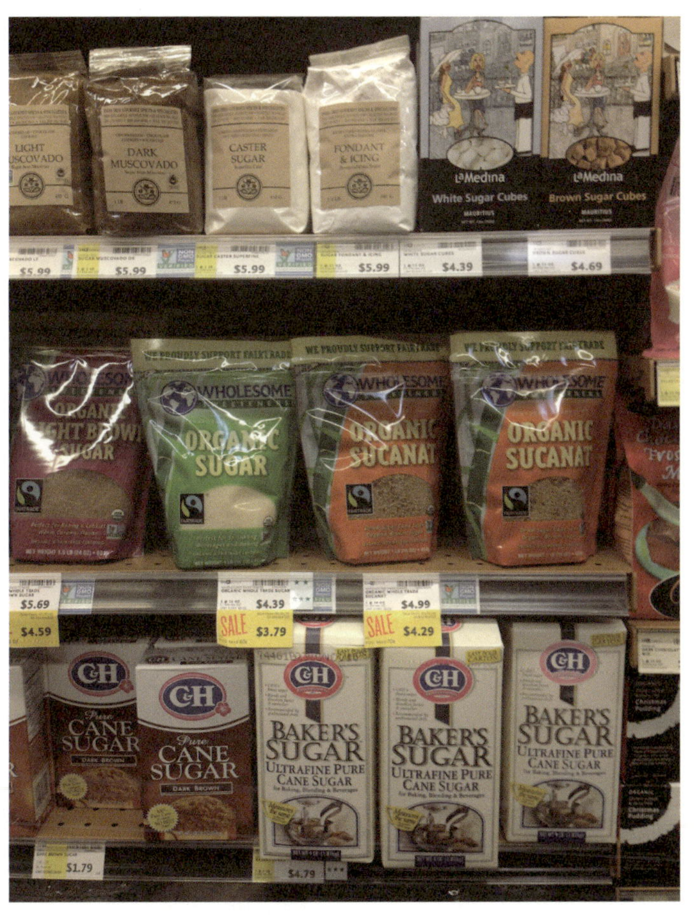

배고픈 것과
먹고 싶은 것은 다르다!

위장이 신호를 보내는 진짜 배고픔과
뇌가 신호를 보내는 거짓 배고픔을 구별하면
다이어트가 쉬워진다

먹어라, 제대로 알고 먹어라
거짓 배고픔에 속지 않는 법

1. 하루에 세 번은 꼭 무언가를 먹자

몇 해 전부터 화제가 된 다이어트 방법 중에 '1일 1식'이란 것이 있다. 그러나 여기서 말하는 하루 한 끼를 먹는다는 게 폭식을 해도 된다는 의미는 아니다. 하루 한 끼를 먹다보면 일단 위의 용량이 적어지기 때문에 한 끼만을 먹더라도 폭식이 아닌 적정한 양을 먹을 수 있다.

1일 1식을 권하는 나구모 요시노리南雲吉則 저자도 말하고 있다. 만일 하루에 한 끼를 먹고도 배고픔을 느끼면 약간의 간식은 섭취하는 융통성을 발휘하라고 말이다. 즉 배고픈 상태에서 폭식을 하지 않으려면 하루 세 번은 꼭 무언가를 나누어 섭취하면서 위의 용량을 줄여갈 필요가 있다.

2. 배가 고플 땐 먼저 물을 한 컵 마시자

음식을 먹은 지 얼마 되지 않았는데 혹은 속은 더부룩한데도 자꾸 입에서 무언가가 당긴다면 물을 한 컵 마셔라. 위장에서 진정한 배고픔을 느껴서 분비되는 그렐린 호르몬에 의한 배고픔이 아니라, 머릿속에서만 요구하는 거짓 배고픔에 속지 않고 내 몸을 지킬 수 있는 가장 간단한 방법은 바로 물을 한 컵 마시는 것이다. 뇌에서 전달하는 거짓 배고픔이 느껴질 때 물 한 컵을 마시면 정말 신기하게도 배고픔이 해소될 수 있다.

특히 저녁식사 후 3~4시간 이내에 배가 고프다면 거짓 배고픔일 확률이 높다. 이럴 때에는 과감하게 화장실로 가서 양치질을 하고 물을 한 컵 마시고 잠자리에 들어라. 그러면 다음 날, 굉장히 상쾌한 기분으로 아침을 맞이할 수 있을 것이다.

3. 천천히 천천히 먹자

거짓 배고픔에 속지 않으려면 음식을 천천히 먹는 것도 중요하다. 보통 배가 부르다고 느끼면 음식을 그만 먹게 되는데 그러기 위해서는 위장에 음식이 들어간 후 포만중추가 활성화되어야 한다. 그러려면 적어도 20분 정도의 시간이 지나야 하기 때문에 음식을 빨리 먹으면 뇌에서는 음식을 먹었다는 것을 인지하지 못해서 진정한 식욕이 아닌 거짓 식욕을 불러일으켜 불필요하게 음식을 더 먹게 될 가능성이 높아진다.

⋮ 마음껏 먹어라

매일 다양한 버섯을 먹어라 ⋮

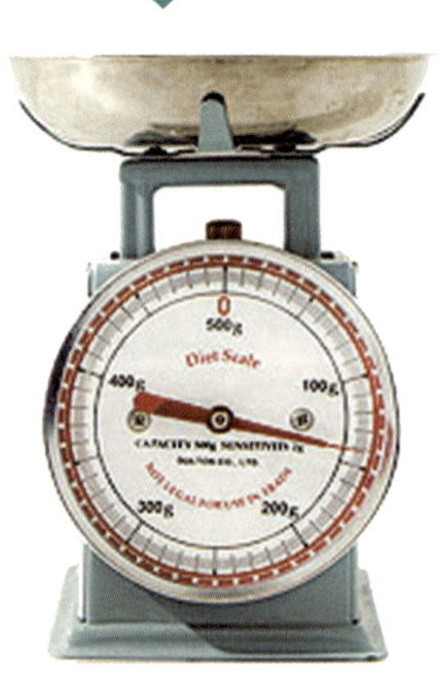

다이어트의 관건은 뭐니 뭐니 해도 포만감에 있다. 음식을 먹었을 때 '배가 부르다'라는 위장에서 느끼는 포만감과 '아, 맛있게 잘 먹었다'라는 머릿속에서 느끼는 포만감, 이 두 가지의 포만감이 충족되어야만 우리는 비로소 들고 있던 젓가락을 내려놓으며 미소를 지을 수 있다.

이 둘 중 하나라도 제대로 만족하지 못한다면 뭔가 허전함을 느끼게 되고 그로 인해서 계속 먹을 것을 찾게 된다. 그렇다면 이 두 가지를 동시에 만족시킬 수 있는 방법은 무엇일까.

먼저 위장에서 포만감을 느끼고 머릿속에서도 포만감을 느낄 수 있는 자신만의 음식 리스트를 만들 것을 권한다. 자신만의 음식 리스트를 많이 만들수록 다이어트가 한결 쉬워지는데, 칼로리는 적되 포만감은 큰 음식으로 적절히 안배해 리스트를 만들어 먹으면 무조건 굶어야 하는 고통에서 벗어날 수 있기 때문이다. 또 허기에 시달리다 의지를 잃고 쉽사리 다이어트를 포기하는 사태도 막을 수 있다.

나의 다이어트도 이 음식 리스트를 만들어나가는 것에서 시작되었다.

대학교 1학년 때 난 학과 공부에는 그다지 관심이 없었다. 입학식 전 오리엔테이션과 입학식 후 신입생 환영회에서 친해진 친구 네 명과 나를 포함한 5인의 미팅 멤버는 학업보다는 미팅에 관심이 많았다. 그런데 나의 몸과 외모는 여자대학교 학생으로서 미팅에 나가기에 그다지 적합하지 않았다. 심지어 나는 미팅 멤버들 중에서 가장 뚱뚱했다. 솔직히 외모가 딸린다고 생각하지는 않았지만, 모두가 알다시피 살이 찌면 얼굴의 윤곽도 흐트러지고 덜 예쁘게 보이는 건 사실이다. 그럼에도 나의 다이어리는 일주일에 세 번은 여러 대학 남학생들과의 미팅 일정으로 채워졌고, 어떨 때는 하루에 두 번의 미팅이 잡히기도 했다. 지금도 당시 미팅 장소였던 강남역과 성균관대 앞인 대학로, 고려대 앞인 안암동 근처의 호프집 이름들이 생생하게 떠오른다.

그러나 미팅에 나가면 나는 늘 소극적이었다. 외모에 자신이 없다보니 여대생 특유의 도도함은 고사하고 '어떻게 하면 남자들이 나를 좋아하게 될까'에만 신경쓰며 소심하게 행동하는 나를 발견하게 되었다. 술을 좋아하는 내가 술도 잘 안 마시고, 굉장히 털털한 성격임에도 일명 내숭을 떨고 호박씨를 까고 있었던 것이다. 그런 노력에도 불구하고 미팅에서의 나의 존재는 '폭탄'에 가까워지곤 했다. 그때의 심정이란, 말과 글로 이루 다 표현할 수 없을 정도다.

그런 흑역사가 이어지던 어느 날, 어찌어찌 해서 모 대학교의 의대생

오빠와 짝이 되었다. 의대생인 데다가 핸섬하기까지 했고 집도 그 당시 내가 살던 방배동과 가까웠다. 그야말로 딱이었다. 미팅 후 몇 번 따로 만나기도 했는데 난 항상 끌려다니는 느낌이었다. 외모에 주눅이 드니 그 오빠 앞에서 당당할 수가 없었다. 속마음이 어떻든 간에 항상 미소를 지으며 그의 마음에 들려고만 했으니, 그 연애에 재미를 느끼지 못했음은 당연하다. 자고로 연애는 적절한 밀당이 필수인데 말이다.

그렇게 무미건조하게 시간이 흘러가더니 그는 나에게 더 이상 연락을 하지 않았다. 나는 큰 결심을 하고 그의 삐삐에 메시지를 남겼다. 그러나 돌아온 건 무응답. 그때 결심했다. 다이어트를 해야겠다고. 나는 원래 이런 사람이 아님을 보여줘야겠다고 다짐했다.

여대생의 몸매와 자존심을
살려준 버섯의 비밀

굳은 다짐 이후 우선 먹는 것을 중단했다. 가장 쉬운 다이어트는 먹지 않는 것이기 때문이다. 그러나 이런 단식은 항상 한계에 부딪히게 되고 요요현상과 함께 더 깊은 좌절감을 안겨준다. 다시는 굶어서 하는 다이어트는 '절대' 하지 말아야겠다고 다짐하고는 인터넷을 뒤지며 나만의 방법을 찾기 시작했다. 그러던 중 내 눈에 띈 기사가 하나 있었는데 모델 이선진과 홍진경이 버섯으로 몸매를 유지한다는 것이었다. '이렇게 쭉쭉 뻗은 모델들이 버섯을 먹고 몸매를 유지해왔단 말이야? 바로 이거야!' 그날 이후 나도 버섯을 사랑하게 되었고 나만의 다이어트 음식 리스트 중 빠지지 않는 식품이 되었다.

버섯이 대표적인 다이어트 식품이 될 수 있는 이유는 칼로리가 낮으면서도 배고픈 느낌, 즉 공복감을 없애주는 데 제격이기 때문이다. 왜냐하면 버섯에는 섬유소와 수분(90퍼센트 이상이 수분일 정도다)이 풍부해서 식사 후 포도당이 천천히 흡수되게 함으로써 혈당 상승을 억제하고 인슐린을 절약해주기 때문에 결과적으로 살이 찌는 것을 막아준다. 또한 수분 이외에 함유된 영양소는 단백질, 지방, 당질, 미네랄 등으로 그중 비타민B2와 나이아신, 비타민D를 다량 함유하고 있다. 비타민D가 부족하면 인슐린의 작용이 둔화되어 신체 내 대부분의 조직에서 에너지 대사가 제대로 이루어지지 않는다. 이렇게 되면 섭취한 음식의 당을 지방으로 바꾸어 체내에 저장하므로 살이 찌기 쉽다.

미국 미네소타대학교 의과대학 샬라마르 시블리 교수는 칼로리를 줄이는 다이어트를 시작할 때 혈중 비타민D 수치가 체중 감소의 성공 여부를 예측할 수 있는 변수가 된다고 밝혔다. 이처럼 칼로리를 줄이는 다이어트를 할 때는 비타민D의 섭취를 늘리는 것이 체중을 효과적으로 줄이는 데 도움이 되는데, 버섯에 이 비타민D 함유량이 많다. 버섯에 풍부한 식물성 식이섬유는 혈당과 혈중 콜레스테롤을 감소시키며 지질대사 개선으로 몸 안의 체지방 형성과 축적을 막아주는 역할을 한다. 그리고 비피더스균 등 장내 유효한 세균을 증식시키는 정장작용이 뛰어나 변비를 예방해준다.

Chapter 1

저녁식사 때 먹는 버섯으로
일주일 만에 2kg 감량에 성공하다

당시 나는 엄마에게 '앞으로는 무조건 반찬으로 버섯요리를 많이 만들어달라'고 부탁했다. 그리고 특별한 요리가 아니어도 저녁엔 무조건 밥 대신 팽이버섯이나 새송이버섯 아니면 양송이버섯을 프라이팬에 구워서 상추나 깻잎에 싸서 먹었다. 마치 고기를 먹는 듯한 맛에 오감이 만족스러웠고 버섯만 먹은 것이 아니라 버섯을 밥 대신으로 해서 다른 반찬과 함께 먹어서인지 거짓 배고픔도 극복할 수 있었다. 그 결과 일주일에 무려 2kg 감량이라는 놀라운 결과를 이루어냈다.

다이어트란 이렇게 한 번 성공을 맛보면 가속도가 붙는다. 장작에 불을 지필 때 처음 불씨를 붙여 타오르게 하는 데까지는 다소 시간이 걸리지만 일단 불이 붙으면 활활 잘 타오르는 것과 마찬가지다. 물론 어느 정도 타면 불꽃은 수그러들게 마련이지만 그럴 땐 새 땔감을 넣어 다시 불꽃을 피우면 된다.

아무튼 일주일 만에 2Kg 감량이라는 희열을 맛본 후 나의 다이어트도 활활 타오르는 장작처럼 가속도가 붙어 한 달 후에는 56kg이라는, 대학 입학 후 최저의 몸무게를 지닌 나를 만날 수 있었다. 다이어트 성공과 더불어 서서히 외모에도 자신감을 찾아갔다. 그렇게 해서 나의 첫 번째 남자 친구를 만나게 되었다. 물론 여러 가지 우여곡절이 있었지만 어쨌든 나는 공식적으로 남자 친구가 있는 여자가 된 것이다.

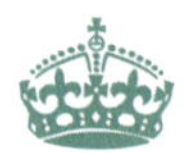

먹어라, 제대로 알고 먹어라
버섯 배부르게 먹고 살 빼는 법

2. 버섯을 다른 식품과 함께 먹자

다이어트에 좋은 버섯은 그 자체로도 영양적인 가치가 뛰어나지만 다른 식품과 함께 먹었을 때의 시너지 효과도 탁월하다. 특히 육류와 최적의 궁합을 자랑한다. 버섯은 콜레스테롤을 감소시킬 뿐 아니라 중성지방의 수치도 함께 낮춰주기 때문이다.

다만 비타민A와 비타민E가 부족하므로 비타민A가 풍부한 녹황색 채소, 달걀, 생선 등과 비타민E가 많이 들어 있는 푸른 잎 채소, 콩류, 참깨, 땅콩, 호두와 먹으면 맛과 영양을 모두 챙길 수 있다.

싱그러운 향과 함께 부드러우면서 쫄깃하게 씹히는 식감, 다양한 맛, 영양학적 효능까지 어느 하나 빠지지 않는 식재료인 버섯. 많은 종류만큼 다양한 메뉴와 매치해 평범한 음식을 훌륭한 다이어트 요리로 변화시킬 수 있다.

3. 버섯 조리시 유의점

하나, 버섯만의 독특한 향기를 살릴 수 있게끔 되도록 양념을 쓰지 않고 씻을 때도 단시간 안에 씻는 것이 좋다.

둘, 오랫동안 물에 담가두지 않는다.

셋, 구울 때도 살짝 굽고, 찌개나 국에 넣을 때도 먹기 바로 직전에 넣어 잠깐만 끓여 먹어야 버섯 고유의 맛과 향을 느낄 수 있다.

설탕과 소금은 홈메이드로 먹어라

⋮ 만들어 먹어라 ⋮

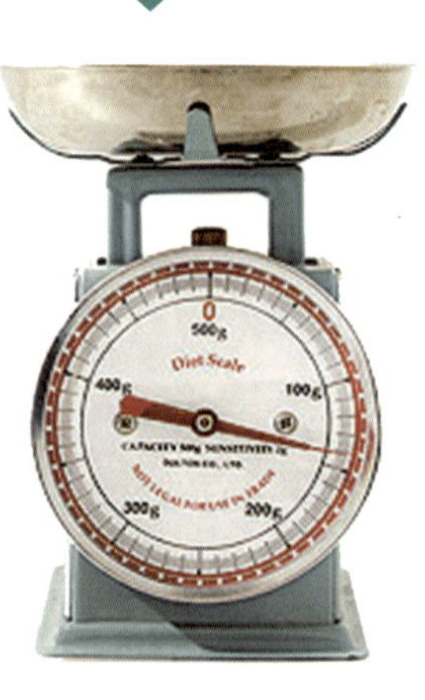

현재 나는 47kg의 몸무게를 유지하고 있다. 내 평생 이런 몸무게를 가질 수 있을 거라고는 상상조차 하지 못했다. 물론 누군가는 '그 정도야 뭐'라고 대수롭지 않게 이야기할 수도 있을 것이다. 하지만 고등학생 시절에는 키 161cm에 체중의 앞자리는 항상 '6'을 굳건히 지키고 있었고, 대학 신입생 시절과 결혼할 당시 앞자리가 '5'로 바뀌었지만(가끔 도로 6으로 가기도 했다) '4'라는 숫자로는 단 한 번도 가본 적이 없었다. 그야말로 나에게는 경이로운 숫자였다.

다행히 나의 몸매는 상체가 하체에 비해서 마른 편이었고, 특히 얼굴의 크기가 작은 데다가 눈에 잘 띄는 목선, 손목 등이 가는 편이라서 60kg 대의 몸무게를 지녔을 때도, 사람들은 내 체중보다 많게는 5kg 정도 적게 보곤 했다. 그런데 나이 들면서 체중이 점점 줄어들자 정작 살이 빠져야 하는 하체가 아닌 마른 상체의 살이 더 빠지기 시작했다. 스키니 바지나 청바지를 입을 땐 잘 눈에 띄지 않았지만, 반바지나 원피스를 입고 나갈 때면 마른 상체와 대조되어 나의 하체 비만은 더 도드라졌다. 이른바 '반전 하체'라는 비극적인 몸매를 갖게 된 것이다.

나의 반전하체 몸은 상당 부분 유전적인 요인 때문임을 강력하게 주장하고 싶다. 여기에 지나치게 오랫동안 이어지고 있는 나의 삼백(소금, 설탕, 밀가루) 사랑도 한몫, 아니 큰 몫을 했다. 삼백이란 몸에 좋지 않은 세 가지 하얀 색의 식품을 일컫는다. 그런데 난 그 세 가지 하얀색 식재료를 너무나도 사랑했다. 그중에서 특히 짠맛(소금)과, 단맛(설탕)을 좋아했다.

나의 입맛은 달고 짠맛에 길들여질 대로 길들여져 있었고, 어떤 음식을 먹든지 간에 적어도 단맛과 짠맛 둘 중 하나는 나의 미각을 만족시켜야 했다. 전을 먹을 때면 으레 간장을 듬뿍 찍어 먹고, 삼겹살이나 쇠고기 구이를 먹을 땐 후추까지 잔뜩 뿌린 소금장에 찍어 먹었으며, 데친 두부나 묵을 먹을 땐 양념간장을 듬뿍 얹어 먹는 등 짠맛이 있어야만 만족감을 느꼈다.

이렇게 짜게 먹고 나면 자연히 한 숟가락이라도 밥을 더 먹게 된다. 나트륨 함량이 높은 식품을 먹게 되면 식욕이 증가하기 때문이다. 또한 지나친 나트륨은 몸에서 빠져나가야 할 노폐물까지 흡착해버려서 부종을 유발하여 하체에 살이 찌는 하체 비만의 주원인이 된다. 노폐물만이 문제가 아니다. 짠 음식을 먹게 되면 우리 몸은 체내 밸런스를 맞추려고 수분을 보유하고자 애쓰기 때문에 몸이 붓게 되고, 그것이 계속 유지되면 결국 수분은 빠져 나가고 그 빈자리를 지방이 차지하게 된다.

나의 하체비만은 유전적인 요인도 있지만 솔직히 말하면 짜게 먹는 식습관이 가장 큰 요인이라고 말할 수 있다. 더 무서운 사실은 짜게 먹는 습관은 중독성이 있다는 것이다.

최근 스페인 심장학회가 미국 듀크대학교의 연구결과를 인용해 발표한 자료를 보면 '소금을 섭취하기 직전 뇌 상태를 살펴보면 코카인과 같은 마약을 흡입하기 직전에 나타나는 시상하부 신경세포 증가와 같은 증상이 발생한다'는 사실을 알 수 있다. 특히 소금이 아닌 된장, 쌈장, 간장, 케첩, 마요네즈 등의 소스에도 소금의 원료인 나트륨이 상당량 함유되어 있다는 사실을 기억해야 한다(쌈장 9.2g, 간장 6.7g, 케첩 30g, 마요네즈 87.9g을 섭취하면 소금 1g을 먹은 것과 마찬가지다).

짠맛과 단맛은
비만 체질로 만드는 주범

설탕도 소금과 마찬가지로 중독성이 있다. 2014년 초, 미국 프린스턴 대학 연구팀은 쥐를 대상으로 한 실험을 통해 '설탕이 뇌에 미치는 영향'을 발표했다. 그 내용을 살펴보면, 설탕은 뇌의 호르몬 분비에 영향을 미쳐 심각한 중독 증세를 보이게 할 수 있다는 것이다. 설탕물을 지속적으로 주다가 끊으면 쥐들에게 도파민이라는 신경전달물질이 증가되었는데, 이 도파민은 습관성 약물을 섭취할 때도 분비되는 물질이다. 도파민이 지속적으로 과잉 분비되면 뇌는 설탕의 섭취로 충분한 만족을 느꼈음에도 불구하고 이를 제대로 인식하지 못한 채 점점 더 많은 양을 요구하게 되어 설탕량의 수치를 점점 높이는 중독의 상태에 이르게 한다.

　미국의 저명한 박사 낸시 애플턴Nancy Appleton도 《설탕 중독Sugar Shock》에서 '설탕을 줄이면 인생이 달라진다'라고 말하며 설탕 중독의 위험성을 시사한 바 있다. 설탕은 탄수화물의 일종으로, 마지막 소화단계에서 생성되는 포도당과 과당이 합쳐진 당으로서 '자당분해효소'의 하나로 쉽게 분해되는 단순당이다. 이러한 설탕의 섭취로 인해 결국 우리 몸은 갑자기 오른 혈당을 낮추기 위해 급히 인슐린을 분비하고, 이는 다시 혈당을 빠른 속도로 떨어뜨려서 또다시 단 음식을 찾게 만드는 악순환을 거듭하게 된다.

　이런 단순당을 지속적으로 섭취하게 되면 점점 더 많은 양의 단순당을 섭취해야만 하는 중독 상태에 이르게 되는데, 중독이 심하면 단 음식 섭취를 중단했을 경우 불안, 초조, 예민함을 느끼게 된다. 아마 여러분도 한 번쯤은 경험해보았을 것이다. 예전에 나는 밥을 잔뜩 먹어서 이미 배는 포화상태인데도 불구하고 초코 케이크나 달콤한 라떼 등이 먹고 싶어서 저도 모르게 발길이 커피전문점으로 향하곤 했다. 또는 치맥을 먹고 나와서는 초콜릿칩 아이스크림을 먹기 위해 31가지 아이스크림을 파는 가게로 달려가기도 했다.

　이런 현상이 생기는 이유는 달콤한 맛을 느껴야만 식사를 완전히 끝냈다고 생각하기 때문이다. 설탕 중독에 빠진 것이다. 그런데 설탕은 '나 설탕이야'라고 말하지 않고 곳곳에 숨어 있는 경우가 많다. 고추장, 케첩, 각종 소스류와 같은 조미료에는 물론이고(케첩 5g, 우스터소스 4g, 돈까스소스 3g,

굴소스 7g을 섭취하면 설탕 1g을 먹은 것과 마찬가지다), 물 대신 쉽게 마시는 음료수에는 무가당, 무설탕이라고 씌여 있지만 설탕이 아닌 액상과당, 솔비톨 등 다양한 형태의 당이 함유되어 있다.

냉장고와 조미료 찬장 관리가
다이어트의 시작이다

건장한 남편과 뭐든 게눈감추듯 먹어대는 남자 쌍둥이를 키우다보면 주방에서 요리하는 데 드는 시간이 상당하다. 게다가 외국에서 사는지라 순대볶음, 양념치킨, 닭갈비, 감자탕 등 한국에선 주로 외식으로 사먹는 음식을 이곳에서는 집에서 해먹고 있다. 아침, 점심 도시락, 저녁 등 삼시 세 끼의 식사와 주말에도 집에서 식사를 하는 생활패턴 때문에 뜻하지 않게 요리신공으로 거듭날 기회가 많아졌다.

그런데 한식을 많이 해먹는데도 불구하고 미국 음식의 달고 짠맛에 길들여져서인지 집에서 해먹는 한식도 점점 짜고 달아야만 맛이 있다고 느끼게 되었다. 어느새 요리를 하는 나도 점점 음식의 간이 강해지고 있음을 발견했다. 결정적으로 설탕과 소금을 사는 횟수가 잦아졌다. 온 가족이 미국에 온 뒤 일심동체로 약속이나 한 듯 점점 살이 쪄가고 있는 상황에서는 내가 만드는 요리부터 하나씩 차근차근 바꿀 필요가 있었다.

다이어트를 할 때는 냉장고 속 관리도 중요하지만 조미료 통을 두는 찬장의 관리도 중요하다. 무심코 넣고 있는 조미료가 조금씩 조금씩 나의 살들을 불리는 주범이기 때문이다. 그래서 나는 소금과 설탕이 들어 있는 통은 제일 안쪽 구석에 넣어두고 이것을 대체해서 만든 천연 조미료 통을 앞쪽에 두고 사용하기 시작했다. 마른 멸치와 건표고버섯, 다시마 가루를 한데 섞어서 통에 넣어두고 소금 대신 사용했고, 매실청이나 조청, 순수 올리고당 함유율이 높은 올리고당을 설탕 대신 사용했다. 볶음이나 찜 등의 요리를 할 때는 설탕 대신 열이 가해지면 단맛이 많이 나는 양파나 양배추 등의 채소량을 늘렸다.

이런 방법으로 조금씩 조리법을 바꿔나간다고 해도 당장 내일 아침 나의 체중계에는 변화가 없을지 모른다. 그러나 여러 번 말하지 않았는가! 다이어트란 단거리 경기가 아니라 장거리 경기임을. 티끌모아 태산이라고 했듯이, 가랑비에 옷이 젖듯이 하나하나 바꾼 습관들은 어느새 당신의 체중을 바꾸어놓을 것이다. 내가 산 증인이다. 이건 다이어트 경력 17년차인 나의 실제 경험담이다.

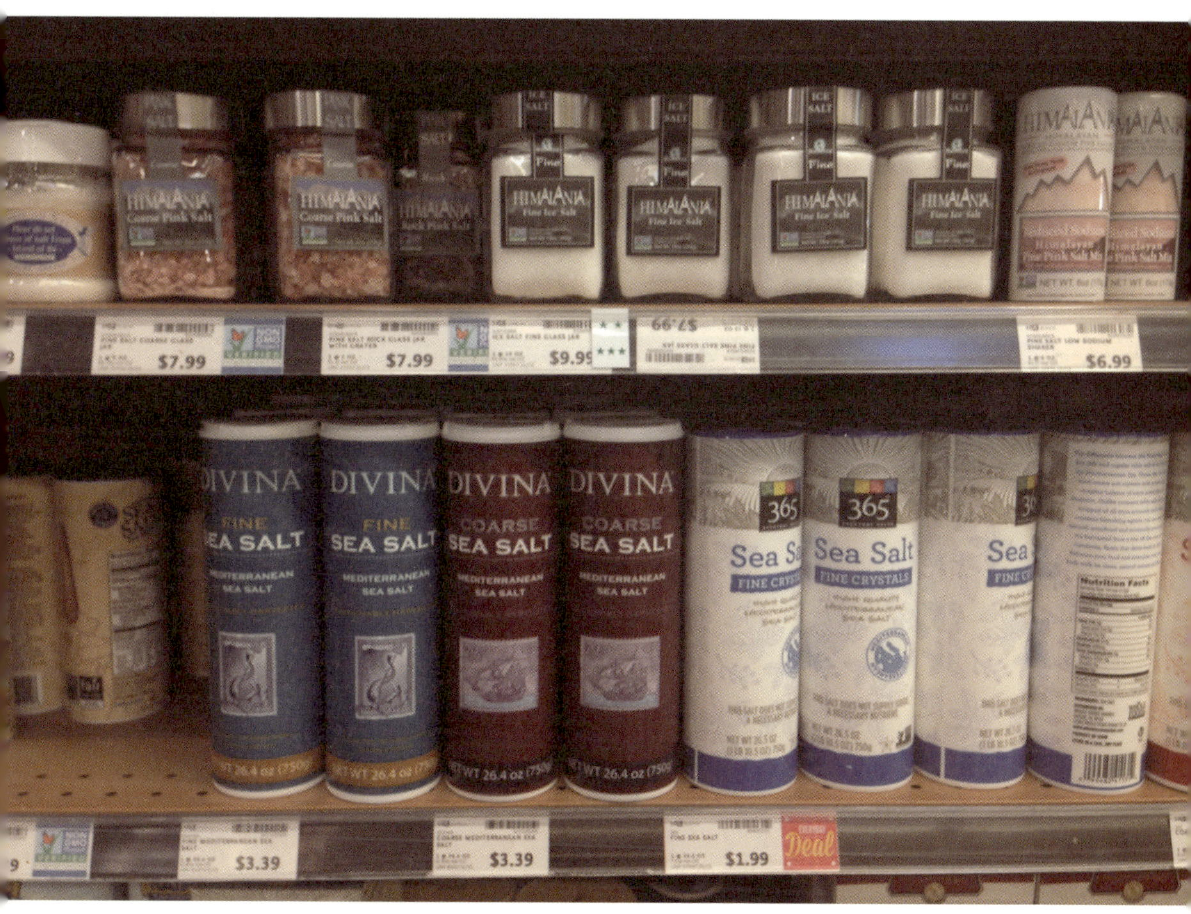

짠맛과 단맛은
당신의 몸매도 망친다!
짠맛은 하체 비만의 주원인이고
단맛은 비만 체질의 주범이다

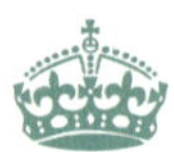

먹어라, 제대로 알고 먹어라
설탕, 소금의 양을 줄이고도 맛있게 먹는 법

1. 가공식품 구매시 식품 라벨을 확인하자

손쉽게 마시고 먹는 캔커피, 과일주스, 봉지과자, 크래커 등의 간식이나 라면, 소시지, 즉석식품 등의 가공식품 등을 구매할 때에는 표기되어 있는 영양 분석표를 살펴보아야 한다. 특히 나트륨과 탄수화물의 함유량을 반드시 확인하고 구입해야 한다. 이런 작은 습관 하나가 당신의 체중 앞자리를 바꾸어놓을 수 있다.

2. 소금, 설탕을 대신할 천연 조미료를 만들어두자

하나, 육수나 다시 국물 만들기. 국이나 찌개를 조리할 때에 생수를 이용하지 않고 닭뼈나 사골을 우려낸 육수, 다시마와 다시멸치로 우려낸 물을 이용하면 천연적인 맛이 우러나와 간이 될 수 있다.

둘, 천연의 맛을 지닌 가루 만들기. 김이나 건파래, 건새우, 다시마, 잔멸치 등을 곱게 갈아 가루로 만들어 소금 대신 뿌려주면 원재료의 감칠맛과 염분만으로도 간이 될 수 있다.

셋, 설탕 대체품 준비하기. 설탕을 대신하여 단맛을 내주는 매실청, 조청, 올리고당을 항상 준비해둔다. 특별히 단맛을 더 원할 때에는 양파, 양배추, 당근 등 채소의 양을 늘리면 굳이 설탕을 넣지 않고도 충분히 단맛을 느낄 수 있다.

3. 다양한 향신료를 이용하자

생선을 구울 때 혹은 다른 식품을 볶을 때 레몬즙이나 약간의 식초를 뿌리면 신맛 때문에 향미가 좋아져 더 좋은 맛을 즐길 수 있다. 또한 양념이 필요할 때에는 고춧가루, 후춧가루, 파, 마늘, 생강, 양파 등의 양념을 위주로 하면 나트륨과 설탕의 양을 줄일 수 있다.

집중해서 먹어라

먹을 땐 먹는 것만 생각하며 먹어라

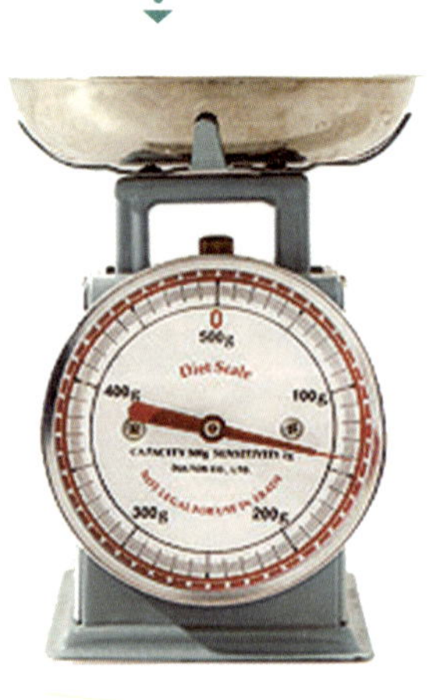

고등학교 다닐 때 나에겐 두 가지 별명이 따라다녔다. '계획녀'와 '신상녀'
다. '계획녀'라는 별명은 독서실 책상 벽면에 붙어 있는 공부 계획표를 매
일 수정해서 붙여진 별명이다. 당시 내 책상 벽면에는 항상 A4 용지에 일
주일의 계획과 한 달의 계획이 붙어 있었는데, 이 계획대로 공부를 하지
않아서 매일 계획을 수정하는 것이 나의 일과였다.

'신상녀'라는 별명도 있었는데 이는 신상 명품 가방이나 신발을 사는
여자라는 의미가 아니라, 천국과도 같았던 24시 편의점에서 새로 나온 과
자를 제일 먼저 사는 여자라는 의미다.

그렇게 사온 과자를 공부하면서도 무심코 집어먹고, 쉬는 시간엔 친구
들과 휴게실에 삼삼오오 모여앉아 수다를 떨면서도 집어먹는 등 무의식
적으로 내 손은 항상 과자로 향하고 있었으며 내 옆에 쌓여가는 건 빈 봉
지뿐이었다. 어디 과자뿐이었을까.

내겐 좋아하는 음식도 먹어보고 싶은 음식도 많았다. 친구들과 길거리
에서 먹는 김밥, 떡볶이, 순대는 그야말로 일용할 양식이었고, 빵집에서
솔솔 풍겨오는 달콤한 버터 냄새는 또 얼마나 유혹이었는지 모른다.

2002년도 월드컵이 열릴 때였다. 당연히 나는 사랑하는 친구들과 호프 집에서 치맥을 시켜 먹으며 열띤 응원을 했다. 스페인과의 8강전이 열리고 있었는데 전후반 모두 무승부로 끝난 후 가슴 졸이는 승부차기까지 가서 결국 승리를 이끌어냈다. 경기가 끝난 후 우리나라가 이겼다는 기쁨에 친구들과 서로 껴안고 난리 법석을 떨며 승리의 기쁨을 만끽했다.

주섬주섬 짐을 챙기고 계산을 하려고 보니 우리가 먹어 치운 치킨과 맥주의 양은 실로 대단했다. 특히 내 앞에 가장 많은 닭뼈가 수북이 쌓여 있었고, 친구들은 일제히 나를 쳐다보았다. 나는 정말 내가 그렇게 많은 양의 치킨을 뜯었을 거라곤 짐작도 하지 못했다. 극장에서 영화 보는 내내 한주먹씩 집어 먹다가 어느새 바닥을 보고야 마는 팝콘처럼, 무의식중에 쪽쪽 빨아대서 더 이상 나오지 않는 음료처럼 배부름도 느끼지 못한 채 먹어댄 것이다.

집에서 재미있는 TV 프로그램을 보면서 끓여 먹는 라면도 마찬가지다. 먹는 것보다 보는 데 집중하다보니 배가 부르기도 전에 어느새 라면 그릇엔 수프 건더기만 남아 있기 일쑤다. 이렇게 딴 데 정신이 팔린 상태에서 먹다보면 자신이 지금 음식을 먹고 있다는 사실을 잊게 된다. 하지만 '나는 지금 음식을 먹고 있어'라고 인식하면서 먹으면 같은 양을 먹더라도 더 포만감을 느끼게 된다. 음식과 먹고 있는 행위 자체에 집중하지 못하면 포만감이 들어도 그것을 인지하지 못한 채 계속 먹기 때문에 자연히 과잉 섭취를 하게 되는 것이다. 그 음식물들은 결국 몸 곳곳에 지방덩어리로 남게 된다.

뇌를 만족시켜야
그만 먹으라는 신호를 받을 수 있다

먹는 행위 자체에 집중해서 먹는 것과 아무 생각 없이 먹는 것, 이 둘의 차이는 무엇일까? 이 또한 호르몬의 차이다. 내가 무심코 음식을 먹을 때에 뇌에서는 '음식을 먹고 있다'라는 인지를 제대로 하지 못한다. 그러므로 20분 정도 꽤 긴 시간을 먹어도 뇌는 만족을 못하고 '그만 먹어'라는 신호를 보내는 렙틴 호르몬이 제대로 분비되지 않아 계속 먹게 되는 것이다. 설사 렙틴 호르몬이 분비되어 그만 먹으라는 신호를 보냈다 할지라도 수다 떠는 것에, TV 보는 것에, 영화 보는 것에 집중해 있었기 때문에 그 신호를 무시하게 되고 불필요한 섭취를 계속 하고 마는 것이다.

이럴 경우 장시간 섭취한 당분을 분해하기 위해 인슐린이 지속적으로 분비되기 때문에, 과잉 섭취되는 당분은 당연히 지방으로 바뀌어 저장되고 만다. 결국 무심결에 마구 먹어댄 음식은 몸 곳곳에 살로 남아 있게 되는 것이다. 호르몬 이외의 원인도 있는데, 다른 것에 집중해서 음식을 먹다 보면 꼭꼭 씹어 먹는 것이 아니라 대충 우물거린 후 삼키게 되는 경우가 많다. 어른들이 아이들에게 음식을 먹이며 항상 하는 말이 있다. "꼭꼭 씹어 먹어라." 이 말은 그냥 하는 말이 아니다. 먹는 것에 집중하면서 꼭꼭 씹어 먹으면 그 음식의 향과 맛을 더 느낄 수 있고, 이는 결과적으로 뱃속 포만감뿐만 아니라 머릿속 포만감까지도 만족시켜서 적절한 시점에서 수저를 놓을 수 있게 만들어준다.

그러므로 음식을 먹을 땐 반드시 머릿속으로 '나는 지금 맛있는 음식을 먹고 있다'라는 것을 주지시켜야 하며, 코로는 음식의 향을 느끼고, 눈으로는 맛난 음식을 보는 즐거움을 만끽하고, 입으로는 음식의 맛을 느낄 수 있어야 한다. 그래야 위와 머리의 포만감을 동시에 만족시킬 수 있다. 음식은 먹어 치우는 것이 아니라 풍미를 즐기며 행복감을 느껴야 하는 대상이다. 그런데 다른 것에 몰두해 무의식적으로 먹으면 먹는 즐거움도 못 느끼고 그저 음식을 먹어 치워버리는 행동밖에 되지 않는다.

과자 한 봉지도 그릇에 담아서 우아하게 먹어야 하는 이유

나는 식사를 할 때나 간식을 먹을 때 오로지 먹는 것에만 집중하려고 한다. 그렇다고 가족끼리 식사할 때 아무런 말도 하지 않고 먹기만 한다는 뜻은 아니다. 적절한 대화를 나누며 식사하는 것은 오히려 먹는 속도를 늦춰주기 때문에 포만감 형성에 도움을 줄 수 있다. 하지만 먹는 것보다 대화하는 데 지나치게 집중해서는 안 된다.

또한 내가 좋아하는 디저트를 먹을 때도 아무 장소에서나 먹지 않고 식탁에 앉아서 예쁜 그릇에 담아서 먹는다. 주전부리가 아닌 아주 특별한 간식을 먹고 있다고 생각하는 것이다. 당연히 과자는 더 달콤하게 느껴지고 먹는 순간은 더 행복해진다. 그러면 자연스럽게 음식의 섭취량도 파악되고 덩달아 먹는 양은 줄이고 만족감은 늘어나게 된다.

음식을 먹을 때는 내가 왜 이걸 먹고 있는지 생각하고 먹자. 그냥 굶주린 배를 채우기 위해 한 끼 해치운다고 생각하면 몸 안에 지방을 구겨 넣는 행위밖에 되지 않는다. 왜 이 음식이 먹고 싶었는지를 떠올리며 먹는 행위 자체를 충분히 즐기며 먹자. 그래야 우아하게 수저를 놓을 수 있다.

먹어라, 제대로 알고 먹어라
음식에 집중해서 적당량만 먹는 법

1. TV나 영화를 보며 먹을 때는 먹을 만큼만 덜어서 먹자

극장에서 영화를 볼 때는 팝콘과 함께, 휴일날 집에서 드라마 재방송을 볼 때는 과자와 맥주 한 캔 정도는 먹어야겠다면 과자는 먹을 만큼만 덜어서 먹고 맥주는 잔에 따라서 마시자. 그리고 접시가 빈 바닥을 보이면 먹는 것을 멈추고 자신에게 주어진 양을 충분히 먹었음을 상기하자. 거기서 만족하지 못하고 다시 그릇에 음식을 채운다면 그것을 다 비우는 순간 당신은 미친 듯이 후회하게 될 것이다.

2. 행복감을 느끼며 즐겁게 먹자

음식을 먹고 나서 종종 "아, 나 배불러 죽겠어." 혹은 "정말 배 터지게 먹었다."라고 말할 때가 있다. 이런 말이 나올 정도로 먹었다는 것은 음식 고유의 맛을 느끼며 행복하게 식사한 것이 아니라 허겁지겁 몸속에 음식물을 쑤셔 넣은 것과 같다.

왜 맛있는 음식을 먹으면서 "아, 정말 맛있게 먹었다."라고 기분 좋게 말할 정도만 먹지 않고 "배불러 죽겠다, 배가 터질 것 같다."라고 말할 정도로 먹는 걸까? 나도 예전에는 배가 터질 것 같은 상태까지 음식을 먹었지만, 이제는 '맛있게 잘 먹었다'는 기분 좋은 느낌이 뭔지 잘 알기에 적당량만 먹고도 행복해진다.

3. 먹는 장소를 정해두고 먹자

식사할 때는 물론이거니와 간식을 먹을 때도 가급적 '먹는 장소'를 정해두고 먹는 것이 좋다. 음식을 들고 돌아다니면서 먹는 것은 음식 자체가 아닌 다른 것에 몰두한 상태에서 먹는 것이기 때문에 무의식적으로 과잉섭취하게 된다. 특히 스낵이나 사탕 등의 주전부리는 아무 곳에나 두지 말자. 여기저기에 두면 쉽게 손이 가고 더 자주 먹게 되어 양 조절이 어렵다.

직장에서도 당신의 책상과 서랍을 점검해보라. 혹시 주전부리와 커피믹스 봉지가 서랍 구석에 잠복해 있지는 않은지 말이다. 늦은 오후 혹은 야근하다 불현듯 연 서랍에 과자가 있으면 당연히 손이 갈 수밖에 없다. 당장 서랍 속에 숨어 있는 주전부리를 쓰레기통에 버리자.

유아용 그릇에 젓가락으로 먹어라 ···

··· 젓가락으로 먹어라

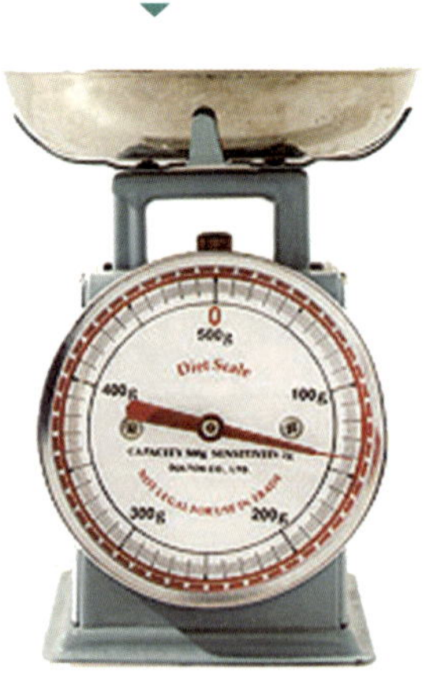

어렸을 때 내가 가장 좋아하는 외식 메뉴는 '뷔페'였다. 가족의 생일이나 시험 성적이 생각보다 잘 나왔을 때 등 외식의 기회가 있을 때면 나는 매번 부모님께 뷔페에 가자고 졸랐다. 우리 가족의 단골 뷔페 식당은 서초역 사거리 지하에 있던 A뷔페였다. 그곳은 나에게 천국과도 같았다. 김밥부터 떡볶이, 탕수육, 불고기 등의 맛난 음식이 즐비했고, 후식으로는 초코칩 쿠키와 초콜릿 아이스크림까지 먹을 수 있으니 행복함이 절로 흘러넘쳤다. 뷔페에 갈 때면 '한 접시에 누가 더 음식을 많이 담아오는지' 내기를 하는 것도 아닌데, 나는 가족들 모두가 놀랄 정도로 접시에 음식을 켜켜이 쌓아서 높은 탑처럼 만들었다.

뷔페에는 한 종류의 접시만 있는 것이 아니다. 메인 접시, 디저트 접시, 유아용 접시 등 크기가 다른 접시들이 준비되어 있다. 그런데도 난 항상 메인 요리에서 디저트까지 메인 접시에 한가득 담아서 먹곤 했다. 물론 남기지도 않았다. 그런데 이런 미담은 나만의 것이 아닐 것이다. 대개의 사람들은 뷔페 식당에 가면 처음부터 끝까지 메인 접시에 음식을 담고, 여백의 미를 드러내며 적당량을 담는 일은 좀처럼 없다.

내가 미국에 와서 가장 놀란 것은 음식의 사이즈다. 맥도날드, 버거킹, KFC의 햄버거 사이즈나 탄산음료의 사이즈가 내가 그동안 먹어왔던 그것과는 확연히 달랐다. 사이즈 보고서 놀란 건 커피도 마찬가지다. 나는 스타벅스에 가면 주로 톨 사이즈를 즐겨 마시고, 가끔 그란데 사이즈를 마시지만, 이곳 사람들은 대부분 벤티 사이즈를 들고 다닌다. 그것도 듬뿍 얹은 생크림과 함께 말이다. 과자의 사이즈도 마찬가지다. 99센트짜리 작은 과자가 있기는 하지만 대부분은 우리나라 노래방에서 먹는 새우깡 봉지의 크기다.

이렇게 큰 봉지의 과자를 먹거나 음료를 마시면 적당량을 먹다가 보관하거나 버릴 것 같지만 사람의 심리는 그렇지 않다. 사이즈가 크건 작건 다 먹어야 심리적 만족감인 포만감을 느낀다. 음식을 담는 포장지의 사이즈는 '식이환경'이라 불릴 정도로 식욕에 큰 영향을 미친다. 예전부터 많은 학자들이 음식의 섭취량은 단지 뱃속에서 요구하는 식욕뿐만이 아니라 머릿속에서 요구하는 식욕에도 큰 영향을 받는다는 것을 수많은 연구와 임상실험을 통해 밝힌 바 있다.

이처럼 머릿속에서 요구하는 식욕에 영향을 미치는 것에는 음식을 담는 그릇의 크기, 음식을 먹는 도구의 크기, 식기의 색깔, 먹는 장소 등이 있는데 이것이 바로 식이환경이다. 앞서 언급한 뷔페에서의 접시 또한 식이환경 중 하나다.

나는 대학원에서 식품영양학 분야 중에서 '비만학'을 전공했다. 특히 이 식이환경에 대해 깊은 관심을 갖고 공부했고 졸업 논문 또한 이것에 관해 썼다. 최근 영국의 일간지 〈텔레그래프〉에서는 소아비만을 방지하고 다이어트 성공률을 높이려면 자녀에게 음식을 줄 때, 평균보다 작은 크기의 그릇에 담아서 주라는 의견을 제시했고, 미국의 코넬대학교 연구진도 그릇의 크기는 음식 소비량에 큰 영향을 미친다고 발표했다.

이 연구진은 캠핑장에서 같은 양의 음식을 크기가 다른 접시에 담아 제공하는 실험을 했는데, 큰 그릇에 음식을 담아간 사람은 작은 그릇에 담아간 사람보다 음식을 평균 16퍼센트 더 많이 먹은 것으로 나타났다고 한다. 그 이유에 대해서 연구진은 '큰 그릇에 담긴 음식이 더 작게 보이는 착시현상 때문'이라고 설명했다. 결과적으로 음식을 적게 먹으려면 작은 그릇에 담아서 먹어야 한다는 것이다.

음식을 대할 때 오감 중에서 시각이 가장 먼저 반응하기 때문에 눈으로 먼저 배가 불러야 한다. 똑같은 양이라도 작은 그릇에 수북이 담겨져 있는 것과 큰 그릇에 허술하게 담겨져 있는 것과는 사뭇 그 느낌이 다르다. 만일 이 두 가지 중 한쪽을 택해서 먹으라고 한다면 당연히 작은 그릇의 음식을 먹을 것이다.

동덕여자대학교 장은재 교수진도 이와 관련한 실험 결과를 〈영양학회〉지에 발표한 바 있다. 식이환경 요소 중 그릇의 크기를 대상으로 한 실험이었는데, 겉으로 볼 때는 같은 크기의 밥그릇이지만 밑바닥을 높여 밥을 담았을 때 시각적으로 약간 많아 보이도록 특수 제작한 다이어트 그릇과 일반 밥그릇, 보기에도 작은 그릇 등 세 가지 종류의 그릇을 이용하여 300g의 동일한 볶음밥을 제공하였다. 실험 결과 각 그릇에 따른 섭취량은 일반 밥그릇 248g(419.6kcal), 다이어트 밥그릇 254g(429.8kcal), 작은 밥그릇 270g(456.8kcal)으로 별 차이가 없었지만 식사 후 느끼는 포만감과 시각적으로 느껴지는 볶음밥의 양 조사에서는 다이어트 그릇이 가장 높은 결과를 나타냈다.

결과적으로 적은 양을 섭취하더라도 착시 등 외부 식이환경으로 인해 스스로 많이 먹었다고 인지하면서 포만감까지 느끼게 되어 음식의 섭취량을 감소시킬 수 있다는 것이다.

숟가락 대신
젓가락으로 밥을 먹어라

음식을 먹는 도구인 숟가락도 마찬가지다. 내 졸업논문 내용 중 하나가 '숟가락 크기와 포만감의 관계'에 관한 것이었다. 일반 숟가락과 작은 사이즈의 숟가락으로 국에 밥을 말아서 먹는 실험을 한 결과인데, 작은 사이즈의 숟가락으로 먹은 사람들의 섭취량이 큰 사이즈의 숟가락으로 먹은 사람들보다 더 적었음에도 포만감에는 별 차이가 없었다. 아무래도 작은 사이즈의 숟가락으로 먹게 되면 한 입 크기의 양이 작으므로 더 많이 씹게 되고, 식사 시간도 길어져서 적은 양을 먹고도 포만감이 느껴지기 때문이다.

2006년 미국 저널에 발표된 브라이언 완싱크Brian Wansink 박사의 연구에 의하면, 아이스크림을 담을 때 아이스크림을 담는 볼과 스푼을 큰 것으로 제공했을 때가 작은 것으로 제공했을 때보다 아이스크림의 섭취량이 56.8퍼센트나 증가했다고 한다. 큰 볼과 스푼이 제공되었을 때에는 큰 볼에 담긴 아이스크림을 다 먹는 것이 자기의 적정량이라고 생각하기 때문에 작은 볼이나 스푼이 제공되었을 때보다 더 많은 양을 섭취한 것이다.

우리 집에서는 식탁을 차릴 때 4인 가족임에도 불구하고 밥그릇 3개와 작은 종지 1개, 숟가락 3개와 젓가락 4개로 상차림을 한다. 작은 종지 1개와 젓가락 1개가 나의 것이다. 나는 숟가락을 사용하지 않는다. 작은 그릇에 담아서 젓가락만 사용하며 국물은 절대 먹지 않는다. 모든 것을 젓가락으로 먹기 때문에 한 번에 집는 음식의 양도 상대적으로 적고 자연히 먹는 속도도 줄어들게 된다. 이러한 작은 변화 하나하나가 지금의 나를 만들었다고 생각한다.

작은 종지의 그릇을 사용하고 숟가락을 없애고 젓가락만으로 밥 먹기. 이 단순한 습관은 다이어트를 위한 최고의 식이환경이다. 이러한 사소한 변화가 당장은 몸에 아무런 변화를 주지 않을지 몰라도 딱 1년 후에는 큰 차이를 줄 것이다. 지금의 내 몸무게는 며칠, 몇 주, 몇 달 만에 달성한 몸무게가 아니다. 이것만 기억해라. 당신이 먹는 습관대로 당신의 몸은 만들어질 것이다.

먹어라, 제대로 알고 먹어라
식이환경을 바꿔서 살을 빼는 법

2. 수저통에서 과감하게 숟가락을 없애자

숟가락에 밥 한술 가득 떠서 김치 한 잎 크게 올려서 먹고 싶다는 생각은 이 순간부터 버리자. 일단 한 입의 크기가 크면 입안에 든 음식을 꼭꼭 씹지 않고 대충 씹어 넘기게 된다. 반면 젓가락으로 식사를 하게 되면 한 입의 양도 적어지고 여러 번 음식을 집어 먹기 때문에 심리적으로 많이 먹었다는 생각에 포만감을 느끼게 된다. 오늘부터 숟가락 대신 젓가락만 사용해서 음식을 먹어보자. 일단 다이어트 최대의 적인 뜨끈한 국물은 절대 먹을 일 없을 것이다.

3. 뷔페에 갔을 땐 유아용 접시를 이용하자

뷔페에 가면 누구나 큰 접시를 골라 한가득 음식을 담아온다. 닭튀김 옆에는 낙지볶음이, 팔보채 옆에는 육회가 있다. 앞으로는 뷔페에서 음식을 먹을 때도 유아용 접시를 이용해서 마치 푸드스타일리스트가 된 것처럼 예쁘게 담아서 먹어보자. 도저히 양에 안 차면 자주 가서 음식을 떠오면 된다.

샐러드부터 종류별로 음식을 담되, 나만의 코스를 정해서 먹자. 한 접시에 이것저것 욕심 부리며 담지 말고 한두 종류씩 우아하게 담아서 먹는 것이다. 뷔페에 가는 날 만큼은 약간의 과식은 허용하되 다시는 뷔페에 못 갈 사람처럼 결사적으로 먹지는 말자. 음식은 맛있게 먹어야 행복해지는 것이지, 단순히 배를 채우기 위해 먹는 것이 아님을 다시 한 번 상기하자.

KEEP CALM

DRINK

GO ON
DIET

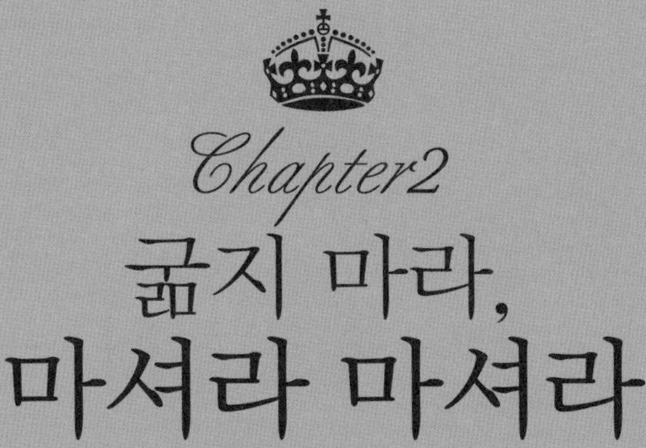

Chapter2
굶지 마라, 마셔라 마셔라

"날씬한 것만큼 달콤한 것은 없다."

케이트 모스

비만의 원인이 되는 식습관에서 벗어나면 정말 달콤한 인생을 즐길 수 있다.

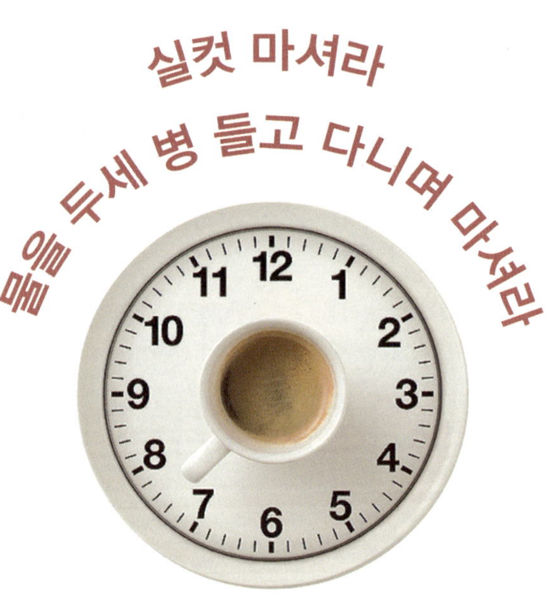

실컷 마셔라
물을 두세 병 들고 다니며 마셔라

오래 전 선풍적인 인기를 끌었던 친구 찾기 사이트 '아이러브스쿨'을 기억하는가. 그곳을 통해 소식이 끊겼던 초등학생 시절 친구를 찾아 다시 만나거나, 동창회 등을 하는 게 유행이었다. 나도 이 흐름에 동참했었다.

대학교 2학년 즈음이었던가. 어릴 적 미국으로 이민 갔던 초등학교 동창이 오랜만에 한국을 방문했다. 우리는 이미 연락을 하고 있던 남자동창들을 통해서 더 많은 친구들에게 연락을 취해 함께 만나기로 했다. 워낙이 사이트가 성행했던 때라 친구 찾기가 어렵지 않았다. 모임 날짜가 정해지자 가슴이 설레기 시작했다. 내가 좋아했던 그 남학생이 어떻게 변해 있을지 사뭇 궁금했다.

약속 장소는 방배동의 한 호프집이었다. 집을 나서기 전에 거울을 보며 내 모습을 점검해봤다. 그런데 거울에 비친 나의 모습을 보자 친구들을 만날 자신이 없어졌다. 초등학교 다닐 때에는 공부도 잘했고(엄마의 극성 때문이지만) 나름 귀여웠다. 물론 약간 통통한 몸매긴 했지만 귀염성이 있었던 그때와 너무 다르게 변한 지금의 내 모습을 친구들은 상상조차 못하고 있을 거라는 생각이 들었다.

만남을 추진했던 당시, 나는 반복되는 살과의 전쟁에 시달리고 있었다. 살을 뺐다가도 요요현상으로 인해 다시 그 이상으로 찌는 일이 반복되던 때였다. 만일 지금 그런 모임을 주선한다면 나의 드레스룸을 쫙 훑은 뒤, 자신 있고 당당하게 차려입고 나가겠지만 그때는 그러지 못했다. 나의 자존감은 바닥으로 곤두박질치고 있었고 더구나 미국에서 온, 원래도 예쁘고 날씬했던 나의 친구는 작은 키에도 불구하고 더 여성스럽고 완벽한 몸매를 지니고 있었다.

이런 걱정을 뒤로한 채 일단 집을 나서서 호프집에 발을 내딛는 순간 나의 걱정은 현실로 다가왔다. 남자아이들의 유독 반가운 시선은 내 친구에게로만 향했고 나는 잘 알아보지도 못했다. 다른 여자동창 한 명이 "현정아, 맞지?"라며 반겨주었지만 주눅이 든 나의 표정은 얼어붙었고, 가뜩이나 유머감각도 없는 성격이라 더 말이 나오지 않았다. 그래서 애꿎은 맥주와 물만 번갈아 들이켜고 있었다.

그때, 나랑 같이 학급 임원을 하며 나름 친했던 남자동창이 아는 체를 하는 게 아닌가. 반가운 마음에 고개를 들어 시선을 맞추었다. "현정이 맞구나! 근데 왜 이렇게 물만 마셔! 더 살찌면 어쩌려고?" 나쁜 의도는 없었고 그저 서먹한 분위기를 없애려 농담으로 건넨 말이었지만 나에게는 비수와도 같이 내리꽂혔다. 쥐구멍에라도 숨고 싶은 심정이 무엇인지를 나는 그날 제대로 경험했다. 초등학생 시절과 달라진 건 아무것도 없었다.

달라진 건 그저 나의 몸매뿐.

'마음이 고와야 여자지 얼굴만 이쁘다고 여자냐'라는 노래가사가 있다. 물론 200퍼센트 맞는 말이다. 그러나 마음을 알아주기보다는 얼굴과 몸매를 먼저 알아봐주는 세상이 되어버렸다. 외모만을 중시여기는 세태에 문제가 없는 것은 아니지만, 나는 이런 세태를 한탄하기보다는 나 스스로를 가꾸는 쪽을 택했다. 자기만족을 위해서 말이다. 멋진 옷차림을 했을 때 거울 속에 비춰지는 나의 모습을 상상하면서 열심히 다이어트를 하고 몸매를 가꾸기로 했다.

더군다나 지나치지 않다면 다이어트는 오히려 몸과 마음까지도 건강하게 만들어주지 않는가! 내가 이 책에서 권하는 모든 식품이나 식습관들은 결코 살을 빼는 것에만 영향을 미치는 것이 아니다. 우리의 궁극적인 목표는 건강한 몸을 만들어나가면서 불필요한 살을 빼내자는 것이다. 솔직히 등이나 옆구리, 배에 잡히는 지방덩어리들은 우리에게 꼭 필요한 것들이 아니다. 그러므로 현명한 방법으로 건강하게 없애버리자는 것이 나의 모토이자 이 책을 쓰는 의의다.

살 빼려면 왜 물을 잘 마셔야 하는가?

우리 몸의 70퍼센트는 수분으로 이루어져 있다. 이처럼 건강의 기본이자 다이어트의 기본은 물 마시기인데도 우리는 물을 언제 어디서 얼마만큼을 어떻게 마시느냐에 대해 그다지 중요하게 생각하지 않는다. 물 마시기는 굉장히 중요하고 이 습관을 올바르게 쌓는 것은 건강한 다이어트의 첫 발판이 될 수 있다.

우리가 섭취하는 물은 몸 안에서 위⇨장⇨간장⇨심장⇨혈액⇨세포⇨혈액⇨신장을 통과하면서 잠시도 쉬지 않는다. 몸 안에서는 섭취한 물을 처리하기 위해 상당한 활동을 하게 되고, 이때 에너지 소모도 더불어 일어나게 된다. 일부러 운동을 하지 않고 물만 잘 마셔도 우리 몸 안에서는 에너지를 소모하려고, 체중 감량에 도움을 주려고 애쓰고 있다는 뜻이다. 또한 물은 체내 노폐물을 체외로 배설시키는 역할도 한다. 수분 부족으로 인한 원활하지 못한 혈액순환은 체내 노폐물이 쌓이는 주원인이 되는데, 이러한 노폐물과 지방세포들이 엉겨서 나타나는 대표적인 것이 바로 '셀룰라이트'다.

물의 효과를 제대로 누리려면 마시는 시간도 중요하다. 같은 물을 마셔도 마시는 시간에 따라 살을 빼는 영양제가 될 수도 있고, 살이 찌는 사탕이 될 수도 있기 때문이다. 물 마시기 가장 좋은 시간과 방법은 공복에 천천히 섭취하는 것이다. 이유는 음식이나 알코올이 섞이지 않은 물은 대부분 장에서 흡수되어 위에서 언급한 것과 같은 작용을 하지만, 공복이 아닌 무언가를 섭취하면서 마시는 물은 오히려 소화효소를 희석시켜 소화를 더디게 만든다. 특히 음식 중의 당분을 오히려 빠르게 섭취하게 만들어서 GI지수가 높은 음식을 먹을 때와 같은 효과를 일으킨다. 결국 인슐린의 내성을 증가시켜서 서서히 살이 잘 찌는 체질로 바뀌게 만든다는 것이다. 그야말로 단 몇 시간의 차이로 물은 우리 몸에 상반되는 결과를 안겨줄 수 있다.

또한 우리의 몸은 무더운 날씨나 여러 가지 원인으로 체내 수분이 부족해져 몸이 물을 요구하는 상황에서, 그 갈증을 '공복감'으로 착각하는 경우가 있다. '배고픔'이나 '목마름' 모두 먹는 것과 관련된 감각인 데다, 둘다 같은 부위에서 느껴지기 때문에 착각하기 쉬운 것이다. 그러니 이미 충분한 음식을 섭취했는데도 목마름을 배고픔으로 착각해 군것질을 다시 하게 되는 것이다. 이렇게 섭취된 음식은 당연히 잉여 에너지이므로 우리 몸 곳곳에 지방으로 저장되어 살을 찌우는 주범이 된다. 이러한 일을 겪지 않으려면 미리미리 영양제를 먹듯이 물을 마셔주어야 한다.

오늘부터 무조건,
하루에 500ml 패트병 세 병만 마셔보자

나는 솔직히 맹물을 좋아하지 않는다. 그래서 탄산수를 마시거나 레몬즙을 짜서 그 원액을 물과 희석하거나, 레몬 한 조각을 얇게 슬라이스해서 넣어 마시곤 한다. 혹은 녹차나 홍차처럼 카페인이 있는 차 대신 옥수수차나 보리차를 얇게 우려낸 물을 마신다. 그리고 하루에 얼마만큼 마셨는지 확인하기 쉽도록 꼭 500ml 페트병으로 나누어 마신다.

아침에 일어나자마자 전신 거울 앞에 서서 스트레칭을 하는데 양팔을 위로 하고 깍지 긴 후 쭉 뻗기, 양 옆 방향으로 기울여 허리 늘리기, 무릎

펴고 바닥에 손바닥 닿기, 허리 뒤로 젖히기, 양팔 늘리기 등을 한다. 초간단 스트레칭을 한 후 냉장고 문을 열고 물부터 마시는 것이 내 하루 일과의 시작이다. 물은 수시로 마시는데 특히 점심과 저녁 먹기 1시간 전에는 가급적 한 컵 정도씩 마시려고 노력한다. 물은 일반적으로 하루 500ml 두 병 혹은 세 병 정도만 마시면 충분하다.

보통 성인이 하루에 필요한 수분량은 kg당 50ml 정도이므로 대략 2.5L의 수분이 필요한데 물로 섭취하는 것 이외에 음식물이 갖고 있는 수분들로도 필요한 수분량은 보충된다. 수분함량이 많은 채소나 과일을 많이 섭취하는 사람이라면 하루에 500ml 두 병, 그렇지 않은 사람은 500ml 세 병을 정해놓고 마셔보자. 그 물은 당신에게 가장 저렴하면서도 최대의 효과를 가져다주는 다이어트 식품이 될 것이다.

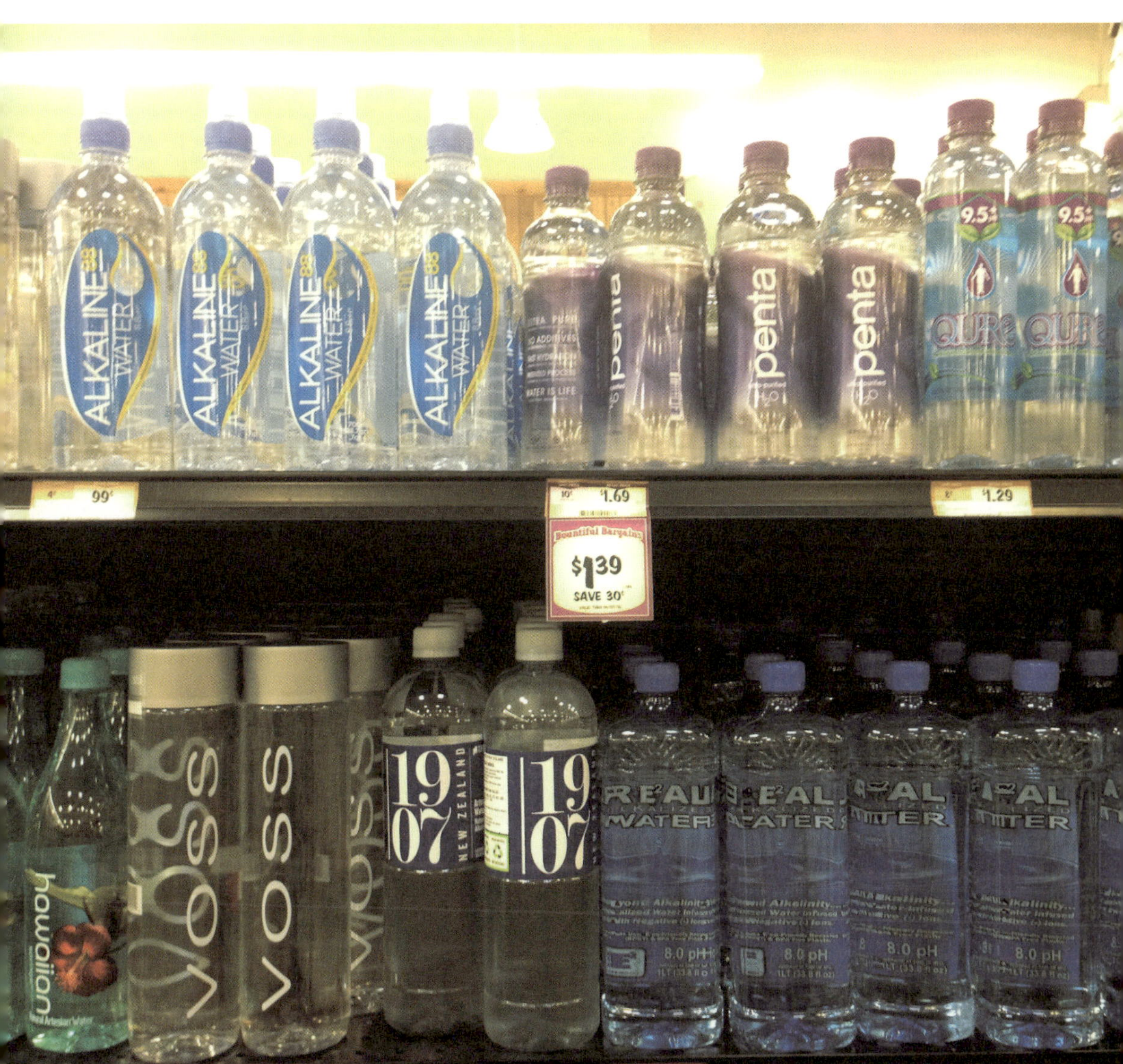

**물만 잘 마셔도
체중은 감량된다!**

우리 몸은 물만 들어와도 에너지를 소비한다.
공복에 한 컵, 식사 1시간 전에 한 컵은
다이어트의 철칙이다

마셔라, 제대로 알고 마셔라
물 올바르게 마시는 법

1. 양을 가늠할 수 있는 용기에 넣어 마시자

물을 마실 때 컵에 조금씩 따라 마시게 되면 내가 하루에 마신 물의 양을 정확히 가늠할 수가 없고, 나에게 주어진 양이 어느 정도인지 인지하지 못해서 물 마시는 양이 잘 늘지 않는다. 반드시 500ml나 250ml 정도의 용기에 따라서 마시는 게 좋다. 매일매일 정해놓은 물병 개수를 채우는 재미를 알게 될 때쯤 당신의 몸도 가벼워져 있을 것이다

2. 나만의 물을 만들어 마시자

맹물을 좋아하는 사람이라면 물 마시는 것이 전혀 문제될 것이 없지만 나처럼 약 먹을 때 빼곤 맹물을 마시지 않는 사람에게 물 마시는 일은 고역일 수 있다. 그럴 땐 본인 입맛에 맞는 물을 찾아야 한다.

구수한 맛을 좋아한다면 옥수수차나 보리차, 메밀차를 아주 연하게 우려내어 마셔라. 상큼한 맛을 좋아한다면 레몬을 짠 즙이나 레몬을 깨끗이 씻은 후 껍질째 얇게 슬라이스해서 물에 넣어서 마시거나 캐모마일, 페퍼민트와 같은 허브를 우려낸 물도 좋다. 이렇게 하면 그냥 맹물보다 마시기가 훨씬 수월하다. 주의할 점은 카페인, 당분 등이 들어간 물은 절대 금물이라는 것이다. 오히려 독이 될 수 있다. 카페인이 들어간 음료를 수시로 섭취하다보면 지속적으로 인슐린의 분비를 촉진시키게 되는데, 이는 혈액 중 남아도는 당을 모아서 지방으로 축적시킬 확률이 높아지는 것을 의미하니 피해야 한다.

3. 물은 '벌컥벌컥'이 아닌 '홀짝홀짝' 천천히 마시자

너무 목이 마를 때 갑자기 찬 물을 벌컥벌컥 들이켜면 위가 꼬이는 것 같은 경험을 해본 적이 있을 것이다. 그렇다, 물도 체할 수 있다. 또한 급작스럽게 마시는 물, 특히 찬물은 체내 기관을 차게 만들어 보충한 수분 이상의 양을 오히려 땀으로 배출시킬 수 있다. 그러므로 물도 가급적 천천히 마시는 습관을 들이자.

요령껏 마셔라

커피 메뉴도 따져가며 마셔라

'당신은 하루에 몇 잔의 커피를 마시고 있나요?'

2013년 국민건강영양조사결과 발표에 따르면, 19세 이상 성인 3,805명을 대상으로 음식별 주당 섭취 빈도를 조사한 결과 '커피'의 주당 섭취 횟수가 12.3회로 단일 음식 가운데 가장 많았다고 한다. 또한 한국이 일본, 러시아 등을 제치고 세계에서 여섯 번째로 커피를 많이 소비하는 국가에 올랐다는 놀라운 결과가 나왔다고 한다.

나는 결혼 전까지 방배동에 살았다. 1980년대와 1990년대 초반까지 그곳에는 지금의 가로수길과 같은 형태의 '카페골목'이 있어서 꽤 '핫'한 곳이었다. 그 골목에는 당시 연예인이 운영하는 '보디가드'라는 커피숍이 있었는데, 중고등학생 시절 그 거리를 지나다니며 "나중에 대학생이 되면 나도 꼭 저기에서 당당히 커피를 마셔보리라." 하는 말을 주문처럼 되뇌곤 했다. 어린 나의 눈에 그 카페는 굉장히 세련된 곳이었으며, 그곳에서 커피를 마시는 언니오빠들도 너무나 멋있어 보였다. 이렇게 나의 커피 사랑이 시작되었다. 그런데 정작 카페에 갈 수 있는 나이가 되기도 전에 그곳은 없어져버렸다.

우유 등의 유제품을 좋아하지 않는 나는 커피잔 위로 생크림을 잔뜩 얹어서 먹는 일은 없었고 믹스커피를 먹지도 않았지만, 달달한 것을 좋아해서 각설탕 2~3개는 꼭 넣어서 마셨다. 커피를 마시면 왠지 기분이 좋아지고 커피잔을 들고 있는 내가 멋스럽게 느껴지기도 했다. 물론 술을 알고 나서부터는 '카페에서 커피 마실 돈이 있다면 차라리 병맥주 한 병을 마시자' 주의로 바뀌었지만. 어쨌든 당시 나는 커피의 맛을 알아가면서 그 달달한 맛에 푹 빠져버렸다. 그래서 내 몸에 살을 보태는 또 하나의 원인을 만들게 된 것이다.

하루에 한 번은 꼭 카페에서 커피를 마시지만 집에 와도 그 달달한 맛을 못 잊어서 한두 잔은 더 마시는 것이 습관이 되어버렸다. 그런데 단맛은 심한 중독성을 가지고 있기 때문에 점점 더 강한 단맛을 원하게 된다. 먹지 않으면 일종의 금단현상처럼 갈구하게 되는 것이다. 나 역시 이게 커피인지 설탕물인지 모를 정도로 첨가하는 설탕의 양이 점점 많아졌다. 이런 나를 계속 주의 깊게 보고 계셨던 엄마는 결국 잔소리를 늘어놓기 시작하셨다. "넌 돈 주고 겨우 살을 빼놓으면 또 그딴 거 마시면서 말짱 도루묵을 만들어놓니?" 100퍼센트 맞는 말씀이었다. 하지만 먹을 때만큼은 아무 생각이 들지 않고 먹고 나서야 '아차' 하는 후회가 드는 걸 어쩌란 말인가!

급기야 엄마는, 계속 그렇게 할 거면 다시는 살 빼는 데 돈을 보태주시지 않겠다는 으름장을 놓았다. 그 뒤론 커피에 설탕을 넣지 않고 마시게 되었다. 지금도 하루 한 번은 커피를 마시지만 아무것도 넣지 않은 아메리카노로 두 잔 정도의 양을 마신다. 달달한 게 너무 당길 때는 설탕을 넣어 마시는 대신 초코쿠키나 피칸파이 한 조각을 함께 먹는다.

커피는 우리 몸에서
어떤 작용을 할까?

커피의 원료인 커피콩은 주로 지방질·단백질·섬유소로 이루어져 있고, 당분은 포도당과 설탕의 형태이며, 무기질은 40~60퍼센트가 칼륨이다. 커피의 쓴맛은 카페인, 떫은맛은 탄닌에 의한 것인데 향기는 원두를 볶는 과정에서 생성된다. 커피와 다이어트의 관계에 대한 논란은 다양하고 분분하게 일어나고 있는데, 한마디로 말하자면 커피의 적절한 섭취는 다이어트에 도움이 되지만 과하면 좋지 않다.

커피에 함유된 카페인이 다이어트에 긍정적인 효과를 미치는 건 사실이다. 카페인은 체내에 들어가면 매우 빠른 속도로 혈관 속에 운반되어 5분 이내에 몸 전체로 퍼지게 된다. 이렇게 퍼진 카페인은 혈관을 수축 혹은 팽창시키는 역할을 하면서 에너지 소비량을 높여주게 되는데, 약 500mg의 카페인을 섭취했을 때 우리 몸의 기초대사 속도는 10~20퍼센트가량 증가한다.

다이어트를 하려면 운동을 통해 소비되는 칼로리가 아닌 기본적인 생활만으로도 소비되는 칼로리, 즉 '기초대사량'이 높아야 수월한데, 이것을 높이는 역할을 카페인이 하는 것이다. 특히 운동하기 전에 카페인을 섭취하면 에너지원으로 체내 글리코겐을 사용하기 전에 먼저 피하지방을 열량원으로 사용하게 해서 살을 빼기 위한 운동의 효과를 더 높여준다. 또한 커피를 마시면 화장실을 가는 횟수가 잦아지는데 이러한 이뇨작용을 통해 체내 노폐물을 제거하고, 대장의 연동운동을 자극시켜 변의를 느끼게 함으로써 변비를 예방하는 데도 도움이 된다.

물론 커피의 카페인이 우리 몸에 좋은 영향만 미치는 것은 아니다. 지나친 카페인 섭취는 불안, 메스꺼움, 구토 등의 증상을 유발할 수 있으며, 심한 경우에는 카페인 중독에까지 이르게 되어 신경과민, 근육경련, 불면증, 가슴 두근거림증, 칼슘 불균형 등이 나타날 수 있다.

어쨌든 과하지 않게 적정량을 섭취하는 카페인의 이점도 어디까지나 아무것도 첨가하지 않은 커피, 즉 블랙커피로 섭취했을 때만 볼 수 있는 효과들이다. 시럽이나 휘핑크림이 함유된 커피를 마시게 될 경우에는 섭취되는 칼로리가 많아져서 카페인의 긍정적 효과를 보지 못한 채 오히려 더 살이 찌게 된다.

또한 아무것도 첨가하지 않은 블랙커피도 때로는 살이 찌는 데 일조할 수 있다. 칼로리가 아닌 탈수현상 때문이다. 우리가 마시는 커피 한 잔은 이뇨작용을 통해 몸에서 물 두 잔을 빼내간다. 이러한 이뇨작용은 체내 노폐물을 제거해주는 좋은 작용이지만, 이를 물로 보충하지 않고 계속 커피 또는 차나 음료로 보충하게 되면 만성적인 탈수가 진행된다. 결과적으로 자꾸 갈증이 생기는 목마름현상이 나타나는데, 자칫하면 카페인이 우리 몸의 생리현상을 교묘하게 바꾸어 목이 말라 느끼는 갈증의 허기임에도 불구하고, 배가 고파서 음식을 먹고 싶은 허기로 착각하게 만들 수 있다.

이 착각으로 불필요한 음식을 섭취하게 되면 당연히 몸 곳곳에는 지방이 쌓이게 된다. 기분을 업시켜주고 활력소가 되어주는 커피라 해도 무작정 마셔서는 안 된다. 나름의 요령을 갖고 커피의 효과를 최대한 끌어내며 마시도록 하자.

커피의 칼로리, 알고 마셔야 일상의 활력소가 된다

설탕이나 프림을 넣지 않은 커피를 마시더라도 방심해서는 안 된다. 반드시 커피로 인해 빠져나간 수분을 보충해주어야 한다. 커피를 마신 뒤 물 한두 컵을 마시는 습관을 들이면 커피의 향과 그 독특한 맛을 충분히 느끼면서도 카페인 자체가 가진, 살을 빼는 데 도움을 주는 효과까지 일석이조로 누릴 수가 있다. 또한 커피에 시럽, 휘핑크림, 설탕 등을 꼭 넣어 먹어야 한다면 지금부터 당장 커피에 넣는 시럽의 양을 반으로 줄이고, 휘핑크림 대신 저지방 우유나 두유로 바꾸는 등의 노력을 기울일 필요가 있다. 더불어 자신이 즐겨 마시는 커피 메뉴의 칼로리(122쪽 참조)가 과연 어느 정도인지 알고 마시면 식후 커피 한 잔으로 밥 한 공기를 더 먹게 되는 우를 범하지 않을 것이다.

에스프레소(6kcal = 딸기 한 알)

설탕 한 작은술이 추가될 때마다 17kcal 증가

아메리카노(15kcal = 딸기 세 알)

설탕 한 작은술, 프림 한 작은술이 가미될 때마다 38kcal 증가

카푸치노(150kcal = 오믈렛 100g)

에스프레소(6Kcal)에 스팀밀크 그리고 진한 거품 추가

캐러멜 마키아또(320kcal = 돈까스 한 접시)

에스프레소(6Kcal)에 캐러멜, 우유 거품 추가

카페모카(400kcal = 피자 한 조각)

에스프레소(6Kcal)에 초콜릿 파우더, 스팀밀크와 거품 추가

모카 캐러멜라떼(410kcal = 짬뽕 한 그릇)

에스프레소(6Kcal)에 바닐라 파우더, 캐러멜, 스팀밀크와 거품 추가

화이트초콜릿 모카(510kcal = 햄버거+콜라 한 잔)

에스프레소(6Kcal)에 화이트초콜릿 모카시럽, 스팀밀크, 휘핑크림 추가

화이트초콜릿 모카프라푸치노(450kcal = 김밥 한 줄)

에스프레소(6Kcal)에 화이트초콜릿 모카시럽, 휘핑크림, 코코아 파우더 추가

위에 나온 칼로리 수치를 살펴보면 알 수 있듯이 설탕이나 프림, 초콜
릿 파우더 등이 한 작은술 추가될 때마다 올라가는 칼로리의 양은 생각보

다 상당하다. 화이트초콜릿 모카의 경우는 무려 510kcal로 햄버거와 콜라를 합친 것과 같은 칼로리를 나타낸다.

그럼에도 불구하고 커피를 마시면서 달달한 맛을 포기할 수 없다면 차라리 나처럼 블랙커피에 피칸파이나 초코쿠키 같은 사이드 메뉴를 곁들여서 먹어라. 커피는 음식이라고 생각하지 않아 칼로리 걱정을 하지 않고 맘대로 선택해서 마시게 되지만 디저트는 다르다. 스스로도 칼로리가 높은 음식임을 인지하고 먹기 때문에 그 양을 조절하는 데 훨씬 수월하다.

마셔라, 제대로 알고 마셔라
커피, 살 빼면서 마시는 법

1. 크림이나 설탕을 우유나 시럽(올리고당), 소금으로 바꾸어 넣자

부드러운 커피의 맛을 좋아한다면 크림이나 프림보다는 우유를 넣어 마시는 게 좋다. 칼로리의 양을 현저히 줄일 수 있고 커피콩에 부족한 칼슘을 보충해줄 수 있기 때문이다. 더구나 우유의 유당성분은 약간의 단맛도 포함하고 있어 커피의 맛을 한층 더 높일 수 있다.

설탕 대신 시럽이나 올리고당을 넣어도 좋다. 이들은 단순당이 아닌 복합당이므로 비만 호르몬이라고 불리는 인슐린의 분비를 늦추는 효과가 있다. 또한 약간의 소금을 넣게 되면 짠맛이 오히려 단맛을 강화시켜주므로 훨씬 적은 양의 설탕을 넣고도 더 진한 단맛을 느끼게 되며, 쓴맛의 원인인 탄닌이 하는 철분 흡수 방해 작용도 중화시킬 수 있다.

2. 인스턴트커피를 마셔야 한다면 믹스가 아니라 각각 따로 넣어서 마시자

흔히 봉지커피라고 하는 믹스커피는 설탕과 프림의 양을 조절할 수가 없어 섭취하는 칼로리의 양을 줄일 수가 없다. 뿐만 아니라 카페인 함량이 훨씬 높아 카페인을 과잉 섭취하게 된다. 또한 식품첨가물의 함량도 높아서 건강을 해칠 수 있으며 손쉽게 타서 먹을 수 있기 때문에 더 많은 양의 커피를 마시게 된다. 그러므로 블랙커피가 싫다면 커피, 설탕, 프림을 각각 따로 넣어서 마시는 게 좋다.

3. 식후가 아닌 식전에 마시자

다이어트할 때 커피 속 카페인의 효과를 최대한 누리려면 아무것도 첨가하지 않은 커피를 식전에 마시는 게 가장 좋다. 그러면 식욕이 억제되고 체내 대사작용을 높여주어 식사 후의 지방 축적을 줄일 수 있다.

크림이나 설탕을 넣어 마시는 사람이라면 더더욱 식전에 마시는 게 좋다. 식후에 마시는 커피는 충분한 양의 식사를 했더라도 후식의 개념으로 마시기 때문에 칼로리 섭취를 인식하지 않는다. 그래서 때로는 식사한 양보다 더 과한 칼로리의 커피를 섭취하게 된다. 차라리 식전에 커피를 마시게 되면 설탕이나 크림의 첨가로 인해 포만감이 생기므로 식사량도 줄어든다. 또한 오후보다는 오전에 마시는 것이 좋은데 낮에는 활발한 대사작용으로 지방 축적이 덜 하지만 오후가 될수록 대사작용도 휴식시간에 가까워지므로 지방으로 축적하려는 경향이 높아지기 때문이다.

바꿔 마셔라
우엉차를 하루 한 잔 커피와 바꿔 마셔라

다이어트하는 사람 치고 돈 안 들이는 사람은 거의 없다. 나 또한 기나긴 다이어트 생활만큼 들인 돈도 만만치 않았다. 나의 첫 다이어트를 위한 소비는 대학교 입학 전 한의원에서였다. 물론 학생 신분이었기에 엄마가 거금을 들여서 한약과 다이어트 프로그램 비용을 대주셨다. 큰딸이 이제 곧 대학생이 될 텐데…… 저 상태로는 도저히 안 되겠다는 결단을 내리신 것이다.

이것은 시작에 불과했다. 이후에도 비만관리실이라 불리던 다양한 체인점들에 돈을 갖다 바쳤다. 가만히 누워만 있으면 기계가 움직여 체지방을 연소해주는 관리실, 온몸에 붕대나 랩을 칭칭 감고 뜨거운 기계 안에 들어갔던 관리실, 반대로 온몸에 젤 같은 걸 바르고 차가운 곳에 들어가 추위를 견뎌야 했던 관리실, 온몸에 잔뜩 부황자국과 멍 자국을 남겼던 경락 관리실…… 정말 무수히 많은 곳을 전전했었다.

많은 사람들이 이렇게 다이어트 한약이나, 각종 비만관리실, 또 다이어트보조제 등에 의존하는 것은 그만큼 빠르고 손쉬운 길을 택하려는 마음 때문이다.

한약부터 각종 비만관리실까지,
나의 다이어트 분투기

대학에서 영양학을 전공했지만 나 역시 살을 빼준다는 문구가 들어
간 건강보조식품들에는 아낌없이 지갑을 열었다. 뿐만 아니라 양약과 한
약을 가리지 않고 살만 뺄 수 있다면 복용했다. 다이어트 한약으로 유명
한 곳이라면 단 한 번도 가보지 않은 동네까지 찾아가곤 했다. 지금 생각
해보면 먹는 데 돈 들이고 또 찐 살을 빼는 데 그보다 더한 돈을 들였으니
참으로 어이없고 한심한 짓이었다. 하지만 그때는 그만큼 절실했다. 더 이
상 사람들 앞에서 외모로 주눅 들거나 소심해지고 싶지 않았기 때문이다.

미국에서도 한의원의 힘을 빌어 다이어트를 하는 사람들을 많이 만났
다. 특히 미국에 온지 얼마 되지 않은 경우 한국과는 달리 활동량도 줄어
들고 스트레스에서 비롯된 음주나 폭식을 하는 경우가 많아 몸무게가 갑
자기 느는 경우가 많다. 나 역시 그랬다. 순식간에 6kg이나 살이 쪘다. 무
엇보다 내가 내 몸에 자신이 있어야 누군가의 다이어트 코치가 될 수 있
다고 생각했기에 마음이 더 조급했다.

심지어 꿈에서 예전의 나보다 더 살이 찐 몸으로 돌아가는 악몽도 꾸
었고, 주변에 흔히 보이는 너무 뚱뚱해서 맥도널드 의자에 엉덩이를 구겨
넣는 흑인여자처럼 변하는 게 아닐까 하는 망상에 가까운 강박을 느끼기
시작했다. 다시 다이어트를 위한 비상체제로 들어갔다.

급할수록 천천히 가라 했지만 워낙 성격이 급한 데다 노력하는 것만큼
빠른 속도로 살이 빠지지 않자 자꾸만 신경이 날카로워졌다. 마음을 다잡

고 나만의 다이어트 방법을 출동시켜서 독하게 실행해나갔다. 딱 2개월 만에 늘어났던 체중을 다시 원상으로 되돌려놓았다. 이후엔 다시 내가 늘 하던 식이요법과 스트레칭을 해서 미국에 간 지 8개월 만에 평소 몸무게보다 2kg 정도 더 줄어든 체중을 유지하고 있다.

살을 빼고 체중을 감량하는 가장 좋은 방법은 일주일에 1kg 정도(한 달에 약 4kg)의 감량 목표를 세우고, 식이요법과 적절한 운동요법으로 천천히 빼나가는 것이다. 그래야 건강도 해치지 않으며 요요현상도 피할 수 있다. 그러나 이는 사람에 따라 좀 다르다. 너무나 긴 다이어트의 여정을 견디지 못하고, 성공을 맛보기 전에 나가떨어져 포기하는 경우가 많다. 나 또한 그랬다.

이렇게 다이어트를 하다 지치게 되면 용하다는 한방, 양방 병원이나 관리실 등의 기관을 이용하는 것도 나쁘지 않다. 이런 다이어트 관련 기관은 적절한 식이요법과 병행할 경우 체중 감량의 시너지를 높여주기도 한다. 혼자 하는 다이어트가 지치고 힘들 때 잘 활용하면 꺼져가는 다이어트의 불씨를 지펴주는 기름과도 같은 역할을 할 수도 있다.

물론 이 기관들에만 의존해서는 안 된다. 본인의 노력과 수고를 전혀 들이지 않고 그냥 편하게 살을 빼고 싶은 마음이라면 의사도, 그 어떤 약도, 지금 이 책도 전혀 소용이 없다. 가장 중요한 것은 자신의 의지며, 그 기관들과 약은 보조적인 수단으로 잘 조절해서 이용함으로써 평소에 살이 잘 찌지 않도록 습관을 유지하는 것이다.

물 마시는 습관, 감자나 고구마를 골라서 먹는 습관, 하얀 밥이 아닌 색깔 있는 밥으로 바꾸어 먹는 습관 등 일상생활을 하나하나 바꾸어나가는 것이 중요하다. 아무리 기름을 부어 불이 잘 붙었어도 그 불꽃을 유지하려면 지속적으로 노력을 해주어야 한다.

살찌지 않는 체질로 만들어주는 우엉의 비밀

내가 지금까지 꾸준히 유지하고 있는 식습관 중 몇 년 전에 새롭게 추가한 것이 하나 있다. 바로 우엉차 마시기다. 우엉차는 체중 감량 후 몸무게를 유지하는 데 큰 도움이 되었다. 다이어트는 단기간 하다가 그만둘 것이 아니기 때문에 자기만의 먹거리를 많이 만들어놓는 것이 중요하다. 아무리 다이어트에 효과가 좋다고 해도 평생 한 가지 음식만 먹을 수는 없기 때문에 메뉴를 바꿔가면서 가능하면 제철음식을 챙겨 먹어야 질리지 않고 즐겁게 해나갈 수 있다.

겨울이 제철인 뿌리채소 우엉은 주성분이 당질인데, 단순당이 아니라 '이눌린inulin과 리그닌lignin'이라는 다당분의 일종인 식이섬유소다. 이는 체내의 독소를 함께 배출시키는 이뇨효과가 있다. 더불어 변비 예방과 개선에 도움을 준다. 우엉의 식이섬유는 섬유질 자체의 수분 보유력이 커서 자신보다 16배나 많은 양의 물을 보유하기 때문에 변을 부드럽게 해주고 배변의 양을 증가시킬 뿐 아니라, 장내 박테리아의 활동을 도와 발효 가스를 발생시켜 쾌변에도 도움을 준다. 이런 효능을 지닌 리그닌은 우엉의 자른 단면에서 많이 나오므로 어슷썰기를 해서 표면적을 넓게 만들어 먹는 것이 좋다. 우엉을 넓게 잘라 우린 우엉차야말로 우엉의 식이섬유소를 섭취하는 데 최고의 방법이다.

우엉에는 이러한 다당류 외에도 올리고당이란 이당류도 함유돼 있다. 일본 도쿄대학교의 이토 기쿠지伊藤喜久二 교수가 발표한 2001년 국제 영양세미나자료를 보면 '우엉의 올리고당이 체중을 감소시키고, 위장의 기능을 유지시키며, 변비 완화 및 대장암 발생 위험을 줄여준다'고 나와 있다. 올리고당은 장내 유산균의 일종인 비피더스균의 먹이로 작용하는데 이것이 유산균의 수를 늘려서 장의 운동을 활성화시키고 깨끗하게 유지시켜주는 역할을 한다. 또한 육류의 섭취와 각종 화학 첨가물이 들어간 식품 섭취의 증가로 인해 산성화된 우리의 몸을 알칼리로 바꿔주는 역할도 한다.

체내 밸런스가 잘 맞지 않으면 살찌기 쉬운 체질로 바뀔 수 있는데 우엉은 대표적인 알칼리성식품이므로 이를 우려내서 차로 마시면 체내 밸런스 유지에 도움이 된다.

하루 한 잔은
커피 대신 우엉차를 마시자

요즘은 한국에서도 우엉차 마시기가 선풍적인 인기를 끌고 있다. 시판된 우엉차를 사먹어도 좋지만 매일 한 잔씩 마시는 걸 습관화하려면 직접 만들어서 마시는 것도 좋은 방법이다. 우엉차 만드는 방법은 다음과 같다.

1. 우엉은 껍질이 벗겨지지 않도록 깨끗이 씻은 후 1cm 정도의 두께로 어슷썰기한다.

2. 어슷썰어 놓은 우엉을 신문지 위에 깔고 3일 정도 햇빛에 말린다.

3. 잘 말린 우엉을 프라이팬에서 약한 불로 10분 정도 볶아준다.

4. 뜨거운 물에 볶아놓은 우엉을 넣고 하루 정도 우려낸 후 걸러서 냉장보관한다

　(물 1L 기준으로 우엉은 10조각).

만약 우엉을 편으로 썰어 말려놓은 제품을 이용한다면 보리차 끓이듯이 끓인 후 식혀서 냉장 보관하여 마시거나, 뜨거운 물에 말린 우엉 한두 조각을 넣은 후 녹차 티백 우리듯 엷은 갈색이 될 정도로 우려서 마셔도 좋다.

그러나 제아무리 몸에 좋은 것도 과하면 문제가 될 수 있듯이 우엉도 마찬가지다. 우엉은 차가운 성질의 식품이므로 몸이 지나치게 찬 사람은 자제하는 것이 좋고, 장이 약한 사람은 물처럼 하루에 2L씩이나 섭취하게 되면 설사를 할 수 있으므로 주의하는 것이 좋다.

나는 이 우엉차를 알고 난 후부터 하루에 여러 잔씩 마시던 커피를 한 잔으로 줄일 수 있었다. 점심과 저녁식사 후나, 저녁 먹기 전 늦은 오후에 왠지 입이 심심할 때엔 따뜻한 우엉차를 한 잔 마시는 것만으로도 만족스러웠다. 물론 가끔은 커피를 마실 때처럼 쿠키 두세 조각과 함께 마시기도 한다.

우엉차는 뜨겁기 때문에 천천히 마시게 되고 더불어 맛을 더 음미하게 되어 식간 허기짐이 줄어든다. 그러다보면 자연히 다음 식사 때 원래 먹어야 하는 양보다 더 적은 양의 음식을 먹게 된다. 이 글을 읽고 나면 당신도 점심식사 후 습관처럼 마시던 별다방 커피 대신 우엉차를 마시게 될 것이다. 부디 그렇게 되길 바란다.

마셔라, 제대로 알고 마셔라
몸과 마음을 정화시키는 우엉차 마시는 법

1. 커피가 있는 찬장에 마른 우엉도 같이 두자

견물생심이라는 말처럼 몸에 좋은 건 자꾸 내 눈에 띄어야 한 번이라도 더 먹게 되는 법이다. 또한 자주 먹게 되는 것 옆에 두면 나도 모르게 쳐다보게 되므로 억지로라도 한 번 더 먹을 수 있다. 하루 세 번 밥을 먹듯이 커피를 마신다면 커피통 옆에 말린 우엉을 넣어둔 통을 두자. 커피를 마시려는 순간 그 둘을 유심히 살펴본 후 지금 이 순간 내 몸에 무엇이 더 좋을지 한 번 더 생각하고 고르자.

2. 우엉, 제대로 알고 요리하자

우엉차를 만들 때는 우엉의 껍질을 벗기지 않은 채 건조시켜 우려내야 한다. 우엉의 껍질에는 섬유소가 많이 들어 있기 때문이다. 그래서 가급적 유기농으로 구입하는 것이 좋으며, 제대로 건조되지 않은 우엉으로 우린 차는 녹색 빛을 띠면서 떫은맛이 나기 때문에 완전히 건조된 우엉으로 차를 우려내야 맛있는 우엉차를 즐길 수 있다. 또한 설사를 자주 하거나 장이 좋지 않은 사람은 우엉의 양을 줄이고 짧은 시간 동안 우려서 연하게 마시는 것이 좋다.

3. 캐러멜 마키아또 대신에 우엉 셰이크를 마셔라

점심식사 후 후식이라는 이름으로 가볍게 마시는 캐러멜 마키아또나 초콜릿 모카프라푸치노 등의 음료는 본 식사만큼의 열량을 내는 무시무시한 음식들임을 기억해야 한다. 셰이크 종류의 음료가 마시고 싶을 때도 우엉을 이용해보자.

우엉을 깨끗이 씻은 후 플레인 요구르트와 꿀 한 작은술을 넣고 믹서기로 갈아서 셰이크처럼 마셔보자. 칼로리 부담도 없으면서 새콤달콤한 맛을 느낄 수 있는 훌륭한 후식 음료가 될 수 있다. 아침 대용으로 먹거나 하루 종일 과하게 먹은 날 저녁식사 대신 과일과 함께 먹어도 좋다.

맞춰서 마셔라
술은 장소·시간·안주와 맞춰서 마셔라

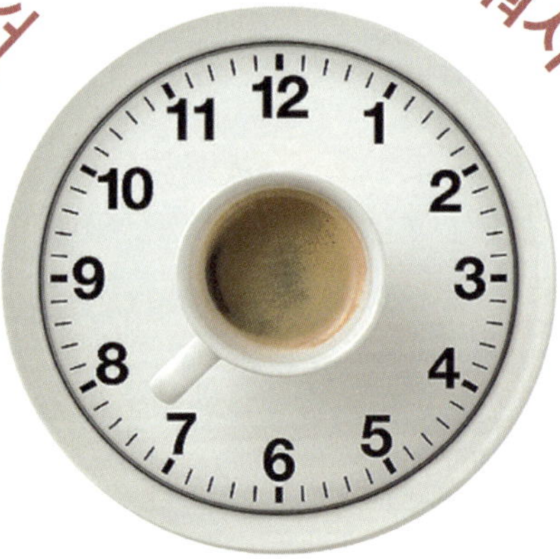

이 책을 쓰기 위해 '술'에 대한 파트를 계획할 때 술 하나만으로도 책 한 권을 쓸 수 있겠다고 혼자 생각하며 피식 웃은 기억이 난다. 나는 술 그 자체를 좋아하고 음미하는 애주가는 아니다. 그저 함께 술을 마시는 사람과 그 분위기를 좋아한다. 내성적이고 말수가 적은 나는 술을 마시면 점점 고조되는 분위기에 취해서 평소에는 절대 할 수 없었던 애교 섞인 말투로 이야기를 하는 등 내 안의 또 다른 나를 발견하게 되는데, 그걸 즐기는 것이다. 그래서 다이어트의 가장 큰 적이라고 할 수 있는 술이지만 절대로 끊을 수 없었고, 지금도 마찬가지다.

술과 함께한 여정은 대학교 때부터 시작되었다. 뒤늦게 배운 도둑질이 무섭다고 학교 과행사나 미팅 등에서 처음 술을 접한 후 알코올에 의해 묘하게 기분이 상승되는 것을 맛보자 신세계를 경험한 것 같았다. 맥주, 소주, 동동주, 당시 유행했던 칵테일 소주 등 술은 종류를 가리지 않고 마셨고 대부분의 술자리는 마다하지 않고 나갔다. 당연히 술에 얽힌 나의 실수담도 하나씩 쌓여가기 시작했다. 이 자리를 빌어서 나의 실수를 눈감아주고 챙겨주었던 친구들에게 감사의 마음을 전하고 싶다.

술을 마시면 마실수록 알코올에 대적하는 힘이 세져서 술의 양도 점점 늘어났다. 그뿐인가. 만취상태로 들어간 다음날엔 여지없이 몸의 컨디션이 좋지 않아 학교를 빠질 때도 있었다. 그리고 숙취로 인한 괴로움에 두 번 다시 이렇게 마시지 않으리라 결심하고서도 며칠 만에 다시 술자리에 앉아 있곤 했다. 그런데 가만히 생각해보니 내가 그토록 술자리를 즐긴 이유가 단지 술 때문만은 아니라는 생각이 들었다. 더 결정적인 이유는 술자리에서만큼은 맘 놓고 먹게 되는 안주를 즐겼던 것이다.

물론 당시에도 나는 다이어트를 하는 중이었다. 처음에는 안주를 잘 먹지 않고 술 위주로 마셨는데 점점 이성을 잃으면서 나의 손은 이 안주, 저 안주로 바삐 움직였다. 평소에 나의 이성이 통제했던 식욕이 '때는 이때다' 하면서 마구마구 용솟음치며 분출되는 것이다. 특히나 맵고 짠 자극적인 음식을 좋아하는 나로선 술안주들에 이성이 마비될 수밖에 없었다.

닭갈비, 감자탕, 불닭볶음, 곱창볶음, 해물파전, 모듬튀김, 치킨…… 안주는 왜 이렇게 하나같이 맛있는지. 나중에는 술을 먹기 위해 안주를 먹는지 안주를 먹기 위해 술을 마시는지 모를 정도로 술과 안주가 용호상박을 이루며 그 양을 늘려갔다. 더불어 또 한 가지 늘어가는 건 바로 나의 체중. 대학 입학 전 한약을 먹고 각종 다이어트 프로그램을 전전하며 많은 돈을 들여 뺀 살을 술과 안주로 다시 원상복귀, 아니 더 보태놓았다.

알코올의 열량은 7kcal/g로 탄수화물(4kcal/g), 단백질(4kcal/g)에 비해서도 높은 열량을 가진 고열량의 에너지원이다. 밥이나 빵 등의 탄수화물 식품, 고기, 생선 등의 단백질 식품에 비해서도 높은 열량을 가지고 있다. 그런데 알코올은 탄수화물, 단백질, 지방과 같은 에너지원과는 달리 인체에 저장될 수 없는 특징이 있다. 즉, 아무리 열량이 많아도 직접적으로 체지방을 증가시키지는 않는다는 것이다. 실제 알코올은 칼로리는 높지만 필수 영양소를 전혀 가지고 있지 않기 때문에 '텅 빈 칼로리empty calorie'라고 불리기도 한다.

또한 알코올은 다른 영양소보다 먼저 에너지를 내기 위한 재원으로 사용되기 때문에 술을 마신다고 해서 직접적으로 술로 인해 몸에 지방이 쌓이지는 않는다. 오히려 다른 음식 없이 알코올만 과량 섭취할 경우 대사상의 에너지 소비를 더욱더 활발하게 만들기 때문에 체중이 줄어들기도 한다. 하지만 몇 년 전 이러한 알코올의 효과를 이용해 다이어트를 한 여성이 사망한 사건도 있었듯이, 과량의 알코올은 살을 빼줄 수는 있어도 몸에는 치명적인 악영향을 미친다는 점을 명심하자.

그래서 술을 마실 때는 안주와 함께 먹게 되는데, 이렇게 섭취되는 알코올은 오히려 식욕을 증가시킬 수 있다. 그 이유는 알코올을 섭취하면 분비가 촉진되는 '코르티솔cortisol'이라는 호르몬 때문인데, 상승된 식욕으로 인해 과잉의 음식을 섭취하게 되고 결국 고스란히 지방으로 남게 된다. 코르티솔은 인슐린의 분비를 저하시켜 제 역할을 하지 못하게 하고, 지방단백질분해효소lipoprotein lipase를 자극시켜 체내에서 더 많은 지방을 만들어낸다. 특히 장간막에 지방이 쌓이는 것을 더욱 촉진시켜 뱃살이 늘어지는 복부비만의 원인이 되기도 한다.

결론적으로 술을 마시면 알코올은 텅 빈 칼로리라 곧바로 에너지원으로 소비되어 직접적으로 몸에 지방으로 남지 않지만, 함께 먹는 안주로 인해 생기는 에너지는 소비되지 않게 된다. 결국 술과 함께 먹는 안주는 온몸 곳곳에 살로 남아 있게 되는 것이다. 어쩌다 마시는 일회성 음주의 경우에는 큰 영향이 없겠지만, 음주 횟수가 잦을수록 지방 분해가 억제된 대사상태가 되기 쉽기 때문에 다이어트를 방해하는 주요 원인이 될 수 있음을 명심하자.

술과 안주의 조합만 잘 따져도
살은 안 찐다

알코올의 위력을 이렇게 잘 알고 있음에도 나는 술을 끊지 못했고 지금도 여전히 마시고 있다. 각종 스트레스를 술 마시며 푸는데 이마저도 다이어트 때문에 포기해야 한다면 그로 인한 스트레스를 다른 먹거리를 통해 풀었을지도 모른다. 그래서 어차피 마실 술이라면, 나만의 방법으로 마시려고 노력한다.

일단 안주를 선택할 때 기름진 것을 피하고 고단백, 저지방 안주를 택하려고 애쓴다. 밖에서 술을 마실 때는 장소 결정이 매우 중요하다. 이것만큼은 함께 만나는 사람들에게 양해를 구하고 내가 정한다. 소주를 마실 경우 가급적 회나 지방 함량이 적은 닭고기를 이용한 안주를 파는 곳으로

간다. 이때 밥과 같은 탄수화물은 절대 먹지 않으며 수시로 물을 마셔 알코올을 희석시켜준다. 맥주를 마실 경우에는 주로 호프집에서 먹게 되는데 나의 단골 안주는 노가리나 황태와 같은 마른안주, 골뱅이무침, 두부김치 등 채소가 많이 들어 있는 안주들이다.

흔히 '치맥'이라고 하는 맥주와 치킨의 조합은 미각적인 면에서는 환상의 궁합을 가지고 있지만 칼로리 면에선 그렇지 못하다. 맥주의 주원료인 홉에는 '알파산alpha acid'이 들어 있는데 이는 미각을 자극해서 음식에 대한 욕구를 더욱 향상시키기 때문에 튀긴 음식 등의 고칼로리 안주는 더욱더 위험하다. 그러므로 치킨을 먹고 싶은 날에는 치킨의 튀김옷과 닭 껍질은 벗겨내고 살코기 위주로 먹고, 아예 바비큐나 소금구이 닭으로 주문해서 먹는다.

동동주를 마실 때는 도토리묵무침이나 홍어회무침처럼 채소가 많은 안주나, 전 종류가 먹고 싶을 때는 해물파전이나 김치전을 시켜서 파와 해물, 김치 등을 주로 먹고 밀가루는 가급적 피하려 한다. 집에서는 소주를 잘 마시지 않고 맥주 위주로 마시는데 맥주를 마실 때는 저녁식사를 별도로 하지 않고 안주로 오이, 당근, 샐러리 같은 채소를 초고추장에 찍어 먹거나, 두부김치나 로스트한 치킨의 살코기 위주로 먹는다.

그래도 맥주의 알코올 함유량은 다른 술에 비해서 낮기 때문에 나도 모르게 많이 마시게 되는데 이렇게 시동이 제대로 걸릴 것 같으면 아예 스파클링이 들어간 화이트와인으로 주종을 바꾼다. 와인은 알코올의 함량이 높아서 조금만 마셔도 술을 마신 기분이 나고, 맥주처럼 탄수화물로 만들어진 것이 아니기 때문에 뱃살이 찔 염려가 덜 하다.

　어찌 보면 이렇게까지 가려가며 마셔야 한다면 차라리 안 마시고 말겠다는 사람도 있을 것이다. 그러나 술 그 자체를 좋아하건 술 마시는 자리를 좋아하건 간에 살은 빼고 싶은데 술을 끊지 못하겠다면 나와 같은 노력 정도는 해야 한다. 그래야 술로 인해 살찌는 스트레스를 받지 않으면서, 음주의 즐거움을 누릴 수 있을 것이다. 노력 없는 다이어트란 절대 없으니까.

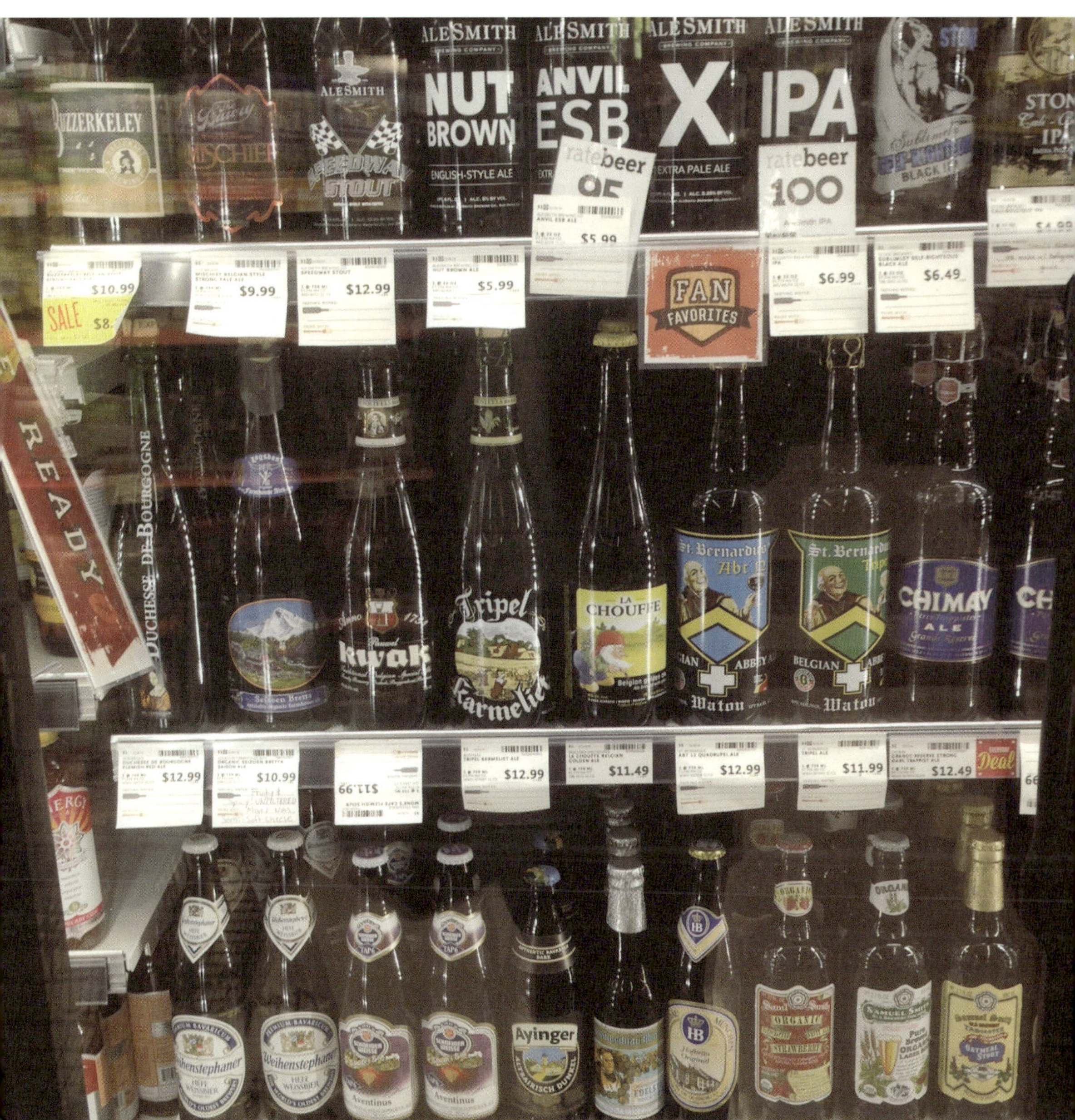

**다이어트를 해도
절대 술은 포기할 수 없다면!**

술 마시는 시간, 장소,
함께 먹는 안주를 바꿔라

살찔 걱정 없이 술 마시는 법

1. 술 마시는 장소는 까다롭게 정하자

술을 마시면 알코올 자체로 인해 체중이 증가하기보다는 함께 먹는 안주 때문에 체중이 증가함을 명심하자. 그렇다면 술과 안주를 먹는 장소 선택에 각별히 신중을 기해야 하는데, 튀긴 음식과 삼겹살 같은 고지방 음식이 있는 장소에선 아무리 안주를 적게 먹으려고 노력해도 쉽사리 제어가 되지 않는다. 그러므로 술 마시는 장소는 저지방 고단백질 안주를 선택할 수 있는 곳으로 정하는 것이 좋다.

2. 술잔 옆에 물잔을 두고 수시로 물을 마시자

술, 특히 맥주 같은 종류의 술을 마시게 되면 탈수 현상으로 몸의 수분을 더 많이 뺏기게 된다. 그러면 알코올이 더 잘 흡수되고 결국 이성으로 안주 섭취량을 조절해오던 것이 알코올로 인해 통제 불능 상태에 빠질 수 있다. 아무리 저지방 고단백질의 안주라도 그 양이 지나치게 많아지면 잉여 에너지는 살로 남아 있게 된다. 그러므로 내 몸에서 흡수되는 알코올의 양을 줄이기 위해서 술을 마실 때에는 술잔 옆에 반드시 물잔을 두고 의식적으로 챙겨 마시자.

3. 술 마신 후에는 최소한 2시간 뒤에 자야 한다

술이 다이어트에 문제가 되는 것은 여러 가지 이유가 있지만 마시는 시간도 일조하게 된다. 대낮부터 술을 마시는 사람은 극히 드물기 때문에 주로 저녁시간에 마시게 되는데 저녁엔 신체 대사가 에너지를 소비하려고 하기보다는 저장하려고 하는 시스템으로 바뀐다. 그러므로 술을 마신 후에는 어느 정도 섭취한 것을 소비하고 잠자리에 드는 것이 좋다. 밖에서 마실 경우엔 노래방이나 볼링장 등 에너지를 소비할 수 있는 곳에서 술자리를 마감하고, 집에서 마시는 경우엔 가벼운 맨손 체조를 하거나 간단한 샤워를 하는 등 몸을 좀더 움직인 후 잠자리에 들어야 한다.

KEEP
CALM
CHEW
GO ON
DIET

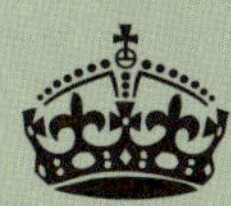

Chapter3
굶지 마라, 씹어라 씹어라

"자신감을 잃으면, 온 세상이 나의 적이 된다."

랄프 왈도 에머슨

자신감은 날씬한 외모에서 시작된다.

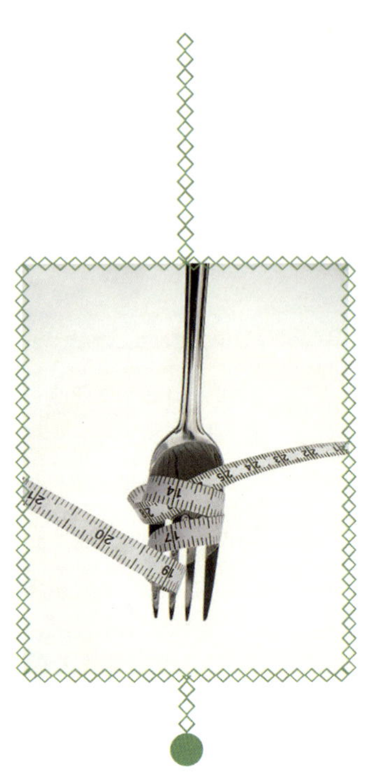

꼭꼭 씹어라

아몬드 하루에 10알은 씹어라

내 배는 쌍둥이를 임신하고 있었음에도 불구하고 일명 튼살 자국이 하나도 없다. 그래서 도대체 그 비결이 무엇이었는지에 대한 질문을 많이 받아왔다. 그러면 난 웃으며 얘기했다. "내 배는 원래 나와 있었고 평소에도 늘어져 있어서 당연히 트려야 틀 수가 없었어."라고 말이다. 사실이다. 나의 튼실한 하체야 타고난 체형이었다지만 어느 순간인가부터 아랫배 윗배 할 것 없이 배가 세 겹으로 접히기 시작했다.

특히 윗배가 너무나도 나와서 약간의 과장을 하자면 위에서 내려다보았을 때 윗배에 가려 아랫배가 보이지 않을 정도였다. 그 결과 쌍둥이를 임신하고도 나의 배는 튼살 자국 하나 없이 버틸 수 있었다. 지금 생각하면 뭐 고마울 따름이다. 살이야 빼면 되지만 튼살 자국을 없애기는 어렵기 때문이다.

내 배가 이렇게 세 겹이 된 건 하루아침의 일이 아니다. 고등학생 때부터 공부한답시고 늦게까지 독서실에 있다가 집에 오면 아무리 늦은 시간이라도 어김없이 라면을 먹어댔다. 그것도 김치와 함께. 자연히 나트륨 섭취가 많아져서 물을 잔뜩 마신 채 잠들곤 했다. 대학교에 가서는 술 사랑이 시작된 덕분에, 다이어트 한답시고 먹는 것을 자제하다가도 술만 먹으면 식욕이 절제되지 않아서 술과 안주를 닥치는 대로 마구 먹어댔다. 이렇게 밤늦게 먹는 야식과 과식, 폭식의 결과물이 바로 나의 볼록 나온 윗배였고 아랫배도 윗배를 따라 자연스럽게 나오게 되었다.

지하철에서 임산부로 오해받아
자리를 양보받아본 적이 있다면

예전에는 40대 이후 남자들의 배는 '사장님 배'라고 부르며 크게 타박하지 않았다. 하지만 요즘은 젊은 사람도 배가 나와 있으면 아저씨 같은 느낌이 들어 매력이 반감된다. 하물며 여자들은 어떨까. 뱃살 때문에 임산부로 오해를 받아 지하철이나 버스에서 자리를 양보받았다는 웃지 못할 에피소드가 결코 남의 일이 아니다.

특히 배꼽 둘레와 윗배 쪽에 살이 찌는 경우는 대부분 일주일에 2~3회 정도 술을 마시는 사람들에게서 주로 나타난다. 이는 지나친 알코올 열량 탓에 부풀어 오른 '술배'도 문제지만 술로 인해 절제되지 못한 식욕 때문에 먹게 되는 삼겹살, 닭갈비, 찌개류 등 고칼로리 안주가 큰 몫을 한다. 이렇게 만들어진 뱃살은 외형적 문제도 문제지만 내장과 내장 사이에 지방이 축적되어 내장비만이 될 확률이 크다. 이는 고혈압이나 당뇨병, 고지혈증 등 성인병의 주요 원인이 될 수 있다.

뱃살을 줄이는 방법으로는 여러 가지가 있지만 먹으면서도 뺄 수 있는 방법이 있다. 그것은 바로 아몬드다.

아몬드는 견과류의 일종으로 지방을 많이 함유한 식품이기 때문에 다이어트할 때 금기시해야 할 것 같지만 꼭, 반드시 섭취해야 할 식품 중 하나다. 물론 아몬드는 앞서 말했듯이 지방의 함량이 높기 때문에 무한정 섭취해서는 안 된다. 하루에 딱 10알이면 충분하다. 10알이면 90kcal 정도로, 하루에 두 번 5알씩 나누어서 먹어도 좋고 한 번에 10알을 먹어도 좋다.

나는 방울토마토와 함께 아몬드도 언제 어디서든지 먹을 수 있도록 작은 지퍼백에 10알씩 넣어서 가지고 다닌다. 식간에 배가 고파올 때 오도독 오도독 씹어 먹으면 배고픔이 사라져서 폭식을 하지 않게 되고, 저녁 먹기 직전에 먹으면 포만감 때문에 식사의 양이 확실히 줄어드는 효과가 있다.

팔방미인 아몬드, 뱃살 빼는 데 특효인 이유

왜 이러한 현상이 생기는 것일까? 아몬드에는 이눌린, 락툴로오스lactulose, 올리고당 등의 식이섬유소가 들어 있다. 이 외에 건강을 증진시키는 데 도움을 주는 유익한 균의 생육을 촉진시키는 프로바이오틱probiotic 성분이 함유되어 있다. 하루에 최소 6개 이상만 섭취해도 이 균의 효과를 볼 수 있을 정도다. 바로 이러한 식이섬유소가 위와 장 속에서 수분을 끌어들여 포만감을 주어 식간 혹은 식전에 먹으면 폭식을 막아주고 자연스럽게 식사의 양을 줄여주는 것이다.

또한 다이어트의 적인 변비를 해소시켜주고 체내 독소 제거에도 도움을 준다. 아몬드는 '견과류의 황태자'로 불릴 정도로 다른 견과류에 비해 비타민E와 불포화지방산인 리놀레산linoleic acid 성분이 풍부하다. 이는 체내의 활성산소를 제거하는 항산화 작용을 하고 특히 내장과 내장 사이에 껴서 좀처럼 빼기 힘든 중성지방과 콜레스테롤을 녹여 몸 밖으로 배출시키는 작용을 해서 뱃살을 빼는 데도 도움을 준다.

물론 뱃살을 빼려면 운동을 하거나 섭취하는 칼로리의 양 자체를 줄여야 하지만 다이어트할 때는 양보다는 질적인 섭취를 생각하며 먹는 것이 좋다. 그래서 아몬드를 적정량 섭취해야 한다. 왜냐하면 아몬드에는 몸에 좋은 불포화지방산이 풍부해 나쁜 LDL콜레스테롤(저밀도 지단백) 수치는 낮추고, 이로운 HDL콜레스테롤(고밀도 지단백) 수치는 높여주는데, 이런 이유로 덩달아 체내에도 좋은 칼로리를 남겨두기 때문이다.

이런 현상들은 이미 실험으로도 입증된 바 있다. 2007년도 미국 퍼듀대학교의 리처드 매티스Richard Mattes 박사와 연구진은 "아몬드를 먹으면 포만감 때문에 자연적으로 다른 음식물을 통한 칼로리 섭취가 줄어들고, 이는 체중 관리에 도움이 된다. 그리고 아몬드의 세포벽이 소화기관 내에서 지방의 흡수를 막기 때문에 몸에 흡수되는 칼로리를 줄일 수 있다."라고 발표한 바 있다.

게다가 아몬드는 절대 씹지 않고는 삼킬 수 없는 식품이다. 꼭꼭 씹어 입 속에서 1차 소화를 시켜야만 다음 소화 과정이 진행되기 때문에 씹음으로써 생기는 포만감 형성에도 도움이 되는 훌륭한 식품이다.

　이러한 아몬드를 즐겨온 결과 지금 나의 배는 더 이상 세 겹이 될 걱정은 하지 않고 있다. 물론 전날 많이 먹으면 당연히 윗배가 조금 나오긴 하지만 말이다. 다이어트를 하고 있다면 가방 속에 화장품 파우치만 챙기지 말고 오늘부터 아몬드 10알씩 꼭 넣어서 다니길 권한다.

씹어라, 제대로 알고 씹어라
아몬드로 체내 지방 줄이는 법

1. 무염 아몬드를 1회 분량으로 나누어 담아서 들고 다니자

아무리 좋은 아몬드라도 맥주 안주용 아몬드처럼 소금이나 여러 가지 첨가물이 가미된 것은 다이어트에 도움이 되지 않는다. 나트륨이나 설탕 등의 첨가물로 인해 오히려 식욕을 더 유발할 수 있고, 그로 인한 부종이 생겨 살이 찔 수 있기 때문이다. 그리고 구매 후에는 바로 소량으로 나누어 놓아야 심심풀이 땅콩처럼 먹다가 봉지째 비우는 불상사를 막을 수 있다. 아무리 좋은 지방을 함유한 아몬드일지라도 과하면 독이 되는 것이다. 가능하면 1회 분량으로 나누어 보관하자.

2. 아몬드, 요리에 적극적으로 활용하자

무염 아몬드를 잘 먹지 않는다면 멸치볶음에 넣어 조리거나, 잘게 다져서 그린 샐러드, 고구마 샐러드, 두부 샐러드, 닭가슴살 샐러드 등 각종 샐러드에 뿌려 먹는 것도 좋은 방법이다. 또한 바나나, 두부 등과 함께 갈아서 셰이크로 먹으면 한 끼 식사 대용으로도 아주 좋다.

3. 아몬드는 보관을 잘해야 효능을 제대로 볼 수 있다

아몬드를 구입할 때에는 너무 마르지 않은 것이 좋으며, 포장된 아몬드를 구입할 때는 진공포장이 잘 되어 있는지 확인해야 한다. 공기가 들어가면 신선도가 떨어지기 때문이다. 구입 후 보관할 때도 공기와 접촉하지 않도록 밀폐용기에 덜어서 고온 다습하지 않은 곳에 보관해야 한다.

따라서 실온보다는 냉장고에 보관하는 것이 바람직하며, 장기간 보관하려면 냉동실에 넣어두어야 한다. 먹기 직전 기름에 찌든 냄새가 나면 산화된 것이므로 먹지 않는 것이 좋다.

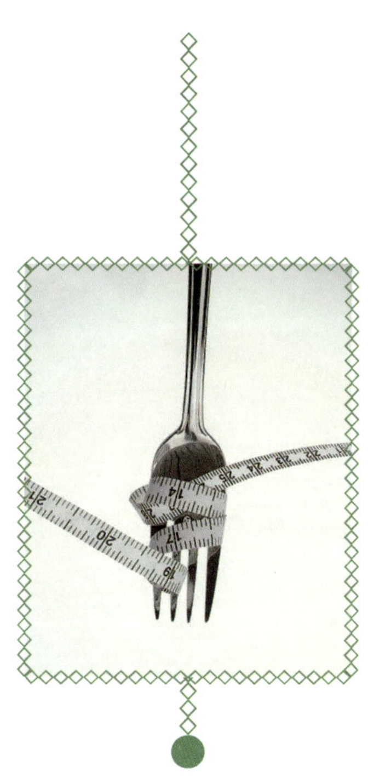

볶아서 씹어라

검정콩 볶아서

간식으로 씹어라

대부분의 여자들이라면 생리전증후군에 시달리고 있을 것이다. 나에게는 이런 증후군이 없었는데 신기하게도 결혼 후 아이를 낳고는 바뀌었다. 그 흔한 생리통조차 없던 나인데, 쌍둥이가 세 살 정도 되었을 때부터 생리통도 생기고, 배란기와 생리 주기에 따라 다이어트가 어려운 시기와 쉬운 시기가 확연히 구분이 되기 시작했다.

다이어트를 할 때면 아침마다 달력에 나의 체중을 기록해두었는데(요즘이야 다이어트 관련된 스마트폰 앱들이 많아 스마트폰에 저장하여 꾸준히 관리하지만) 언젠가부터 체중이 늘어나는 시기와 줄어드는 시기가 나의 생리주기와 연관이 있음을 발견하게 되었다. 생리 전에는 나도 모르게 미친 듯이 먹을 것이 더 당겼고, 생리 직후에는 오히려 별다른 노력 없이도 다이어트가 순조롭게 진행된 것이다.

이런 증후군에 맞물려서 조울증 양상까지 보였다. 생리 전만 되면 예민해져 평상시에는 별거 아닌 일에도 남편이나 아이들에게 버럭 화를 내기 일쑤였고 짜증내는 횟수도 잦아졌으며, 그럴수록 먹는 것을 더 찾게 되었다.

생리 전에는 식욕이 왕성해지고 예민한 심리적 변화 때문에 수시로 먹어댈 가능성이 높아진다. 그러다보니 배란 마지막 날부터 생리 시작 전 약 열흘 동안 나의 체중은 많게는 3kg 정도까지 늘어나곤 했다. 20일에 걸쳐 겨우 빼놓은 체중인데 단 10일 만에 다시 원상 복귀되고 나면 '에라 모르겠다' 하는 자포자기 심정에 빠져 폭식을 하는 경우도 있었다. 생체리듬과는 무관한 머릿속 허기짐으로 인해 음식을 더 찾게 되어 그간의 노력이 도로아미타불이 되는 것이다.

이렇게 되면 악순환의 굴레로 진입하게 된다. 하지만 그렇게 무너질 순 없었다. 임신과 출산으로 찐 살을 빼기 위해 얼마나 험난한 여정을 거쳤던가. 뚱뚱했던 그 시절, 단지 살이 쪘다는 이유만으로 겪어야 했던 수많은 일들을 떠올리며 이 악순환의 고리를 반드시 끊어야겠다고 다시 한 번 다짐했다. 그때 마음을 다잡고 다이어트 계획을 세우기 위해 인터넷 검색을 해보니 '생리주기 다이어트'란 것이 있었다. 나만 그런 증후군이 있는 것이 아니라 대부분의 여자들이 생리주기 때 생성되는 호르몬의 분비로 인해 살이 더 찌기 쉬운 시기와 그렇지 않은 시기를 경험한다는 것이다.

'생리주기 다이어트'는 생리가 끝난 직후가 다이어트에 가장 적기이고, 생리 시작 전부터 생리기간중에는 조금만 방심하면 쉽게 살이 찔 수 있는 시기이므로 이런 흐름을 감안해서 하는 다이어트이다. 생리 시작 전에는 프로게스테론이란 호르몬의 농도가 높아지는데, 이 호르몬은 몸 안에 수분을 축적하려 하기 때문에 부종이 생기게 된다. 또한 혈당 조절도 방해하여 우리 몸이 더 많은 당 성분을 원하게 만들어서 자꾸만 단 것을 찾게 하고, 배고픔과는 별개로 입이 심심하다는 느낌이 들게 하여 식욕을 증폭시킨다.

심리적으로도 우울한 기분이 들게 한다. 그러므로 이 기간에는 다이어 트를 하거나 혹은 음식을 평상시처럼 섭취했음에도 오히려 체중이 증가 하는 것처럼 느껴질 수 있다. 그러나 이는 지방이 늘어나는 것이 아니라 수분이 증가해서 그런 것이므로 절대 낙담하지 말자. 체중계의 거짓 숫자 에 실망해서 과거의 나처럼 쉽게 낙담하고 그 스트레스를 풀기 위해 더 먹게 되는 악순환에 빠져서는 안 된다.

이렇듯 다이어트를 할 때는 자신의 생체리듬을 파악하는 것도 매우 중 요하다. 다소 타이트하게 다이어트를 진행했다가, 생체리듬이 달라지면 그것에 맞춰서 다이어트 강도를 약화하는 융통성을 발휘해줘야 한다. 그 래야 스트레스를 받지 않고, 지치지 않으면서 꾸준한 다이어트를 할 수 있다.

검정콩이
생리주기 다이어트에 제격인 이유

나의 다이어트를 방해하는 적에 대해 자세히 알고 난 후 바로 나만의 전략을 짜기 시작했다. 체중이 잘 빠지지 않는 기간에는 평소와 똑같이,

아니 오히려 음식을 조금 더 먹더라도 체중을 유지할 수 있는 방법이 무 엇일까 고민했다. 숙고 끝에 이 기간 동안에는 세 끼 밥과 내가 좋아하는 과자의 종류를 다른 식품으로 바꾸어 먹기로 했다.

연예인이나 모델들이 다이어트를 할 때 꼭 먹는 식품 중 하나가 바로 검정콩이다. 나 역시 검정콩을 선택했다. 밥을 그릇에 담을 때 무조건 쌀 보다 검정콩을 더 많이 담았고 입이 심심해서 과자가 생각날 땐 볶은 검 정콩을 먹었다.

검정콩은 100g당 403kcal의 열량을 갖고 있으며 주요 영양 성분은 탄 수화물(18.8g), 섬유소(4.5g) 단백질(41.8g), 지방(17.8g)이다. 단백질의 양은 농작물 중 최고이며 아미노산의 종류도 육류에 비해 결코 뒤지지 않아 '밭에서 나는 쇠고기'란 별명이 있을 정도다. 더불어 식이섬유소가 풍부해 서 적은 양을 먹어도 포만감이 크다. 특히 이 식이섬유가 위와 장에서 포 도당의 흡수 속도를 낮추어 천천히 흡수되게 하는 역할을 하므로 생리기 간 중 원활하지 않은 당 조절로 인한 식욕 조절에도 도움을 준다.

쌀보다 더 많은 양을 넣어 지은 콩밥은 이러한 콩 속 양질의 단백질과 풍부한 식이섬유 덕분에 조금만 먹어도 배가 부른 효과를 볼 수 있다. 또 한 콩의 질감 때문에 꼭꼭 씹어서 먹게 돼, 밥 먹는 속도를 늦춰주고 이로 인한 포만감으로 식사량도 줄어들게 된다. 그러므로 식사를 할 때는 이렇 게 밥에 콩을 넣어 먹고, 입이 심심하거나 머릿속 배고픔이 느껴질 때는 볶은 검정콩을 씹어 먹자.

검정콩에는 B12와 칼슘도 함유되어 있는데 이 영양소는 사람의 신경을 안정시키고 마음을 가라앉히는 역할을 하므로 생리기간 동안 다소 예민해지는 마음을 다스리는 데에도 도움을 줄 수 있다.

또한 씹어서 먹는 간식이므로 단지 우물거려서 삼키는 초콜릿이나 케이크와 달리, 많이 씹게 되므로 입에서 침의 분비량이 많아지는데 이것이 첫 번째 소화효소의 역할을 한다. 생리기간에는 소화기관의 활동 또한 원활하지 않을 수 있는데 침이 '자연 소화제' 역할을 하므로 부드러운 고지방 고탄수화물 간식보다 소화에 더 도움을 준다. 더불어 씹으면서 움직이는 턱관절과 입 근육에 의해 발생하는 열도 에너지 소비를 촉진시킨다.

가뜩이나 처지는 기분에 운동도 하기 싫다면 제일 쉬운 입 운동이라도 해보면 어떨까? 평소에 콩을 싫어한다면 생리기간만큼이라도 콩을 이용한 다이어트 식단을 짜보자. 그러면 생체리듬과의 싸움에서 지지 않고 평온한 다이어트 생활을 이어갈 수 있을 것이다.

씹어라, 제대로 알고 씹어라
검정콩으로 다이어트 침체기를 이기는 법

1. 밥을 지을 때 검정콩과 쌀의 비율을 6:4로 정하자

밥을 할 때 쌀의 양보다 검정콩의 양을 더 많이 해서 먹자. 그래야 꼭꼭 씹어서 먹게 되고 더불어 포만감 때문에 식사의 양도 줄일 수 있다. 만일 가족들이 콩을 싫어한다면 밥을 안칠 때 콩을 맨 위에 흩뿌리듯 올린 후, 밥을 담을 때 다른 식구들은 콩을 걷어내고 밥만 담아주면 된다. 이것은 콩밥을 싫어하는 아이들 때문에 두 번 밥을 하지 않기 위해 내가 고안해 낸 방법이다.

2. 볶은 콩도 아몬드처럼 1회 분량을 나누어 보관하자

두말 하면 잔소리다. 이제부터 간식거리는 한꺼번에 보관하지 말고 무조건 한 번 먹을 분량만큼 나누어서 보관하는 습관을 들이자. 몸에 좋은 검정콩도 마찬가지다. 그래야 무심결에 먹어대는 습관의 피해를 줄일 수 있다. 그 어떤 다이어트 식품도 적정량을 먹어야 최고의 효과를 볼 수 있다.

3. 검정콩이 가루가 되도록 꼭꼭 씹어 먹자

세상에서 가장 쉬운 운동은 숨쉬기 운동이다. 그렇다면 두 번째는 무얼까? 입 운동이 아닐까 싶다. 어차피 음식을 먹으면 입을 움직여야 하고 아울러 턱관절도 움직이게 마련이다. 이때 조금 더 힘을 주어서 꼭꼭 씹어 보자. 씹어 먹는 즐거움으로 울적한 기분도 조금은 나아지고, 씹을수록 많이 나오는 침으로 인해 소화도 더 원활해질 수 있다.

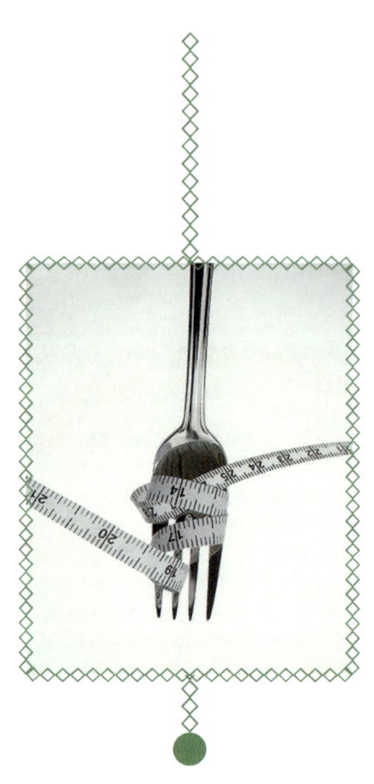

마구마구 씹어라
오이와 당근을
스트레스 받을 때 씹어라

사람들은 내가 살이 좀 빠지거나 얼굴이 핼쑥해 보이면 "요즘 뭐 힘든 일 있어?" 혹은 "요즘 많이 피곤한가봐?"라는 질문을 한다. 물론 스트레스를 받거나 힘든 일이 있으면 입맛이 뚝 떨어지고 잘 먹지 않아서 마르기도 한다. 그러나 나처럼 뚱뚱한, 혹은 뚱뚱했던 사람들의 공통점은 스트레스를 받으면 잘 먹지 않는 것이 아니라 너무나도 많이 먹어댄다는 점이다. 나 역시 그랬다.

살이 좀 빠져 있는 기간은 너무나 행복하고 스트레스 없이 잘 지내는 기간이고, 살이 쪄 있는 기간은 오히려 스트레스로 인해 힘든 기간이었다. 반면에 마른 체질의 내 동생은 큰일을 앞두고 있거나 스트레스 받을 때는 신경이 예민해져서 오히려 잘 먹지 않았다. 미술을 전공한 동생은 대입에 한 번 실패했었다. 재수를 하면서 미술 실기와 학업을 병행하는 것도 힘들었을 텐데 한 살 아래인 남동생과 함께 입시를 준비해야 하는 부담감은 크나큰 스트레스로 다가갔을 것이다. 그래서인지 입맛이 없다며 잘 먹지 않았다.

신은 불공평하게도 마른 사람은 스트레스를 받으면 식욕을 떨어지게 해주시고, 나 같은 사람에게는 지나치게 왕성한 식욕을 주셨다. 어쨌든 예전이나 살이 빠진 지금이나 난 스트레스에 굉장히 민감하다. 스트레스를 받거나 무언가를 집중해서 할 때(원고를 쓸 때도 항상 뭔가를 먹으면서 쓰는데, 뭔가 입에서 우물거려야 일이 된다) 자꾸 먹게 된다. 그래서 일은 반드시 아침과 낮에 하려고 노력한다.

스트레스 받을 때 즐겨 먹는 음식이 스트레스를 더 유발한다

스트레스를 받으면 더 먹을 것을 찾게 되는 이유는 '코르티솔'이라는 호르몬과 관련이 있다. 코르티솔은 '스트레스 호르몬'이라고도 하는데 체중을 증가시키는 주범이다. 이 호르몬이 분비되면 특히 짜고 당지수가 높은 삼백 식품(설탕, 소금, 하얀 밀가루)과 지방이 많아 칼로리가 높은 음식을 찾게 된다. 이러한 음식을 먹으면 뇌에서 트립토판이 증가해 세로토닌 호르몬을 많이 만들게 되는데, 이 호르몬은 과도한 스트레스를 줄여주는 역할을 하기 때문이다.

코르티솔은 더 많은 칼로리를 지방 세포로 밀어넣어 에너지로 저장하기를 원하고, 지방세포가 분해되거나 산화되는 것을 억제하여 결과적으로 지방조직을 늘리게 되는 것이다. 특히 우리 몸에서 대사작용을 활발하게 하는 호르몬까지 억제하여 전체적으로 에너지 소비를 감소시키고 대사를 느리게 만들어 더욱더 살이 찌게 한다.

이 호르몬은 스트레스를 받는 즉시 교감신경이 활성화되면서 혈액 내로 단시간에 분비돼 혈중 농도가 증가한다. 스트레스가 해소되면 원래의 농도로 감소하지만, 지속되면 혈중에 계속해서 높은 농도로 유지되기 때문에 움직이는 데 필요한 에너지를 고갈상태로 만든다. 이에 대한 반작용으로 우리 몸은 지방을 계속 늘리려고 하고, 상대적으로 근육량은 줄이려고 한다.

결국 장기간 동안의 코르티솔 분비는 우리 몸을 살찌는 체질로 바꾸어 놓는 무시무시한 힘을 발휘하게 된다. 근육량이 줄어든다는 것은 가만히 있어도 에너지가 소비되는 기초대사량이 줄어든다는 의미이므로, 똑같이 먹어도 지방으로 변하기 쉬운, 곧 살찌기 쉬운 체질로 바뀐다는 뜻이다.

스트레스를 받지 않고 사는 삶이란 상상조차 할 수 없다. 그렇다고 해서 스트레스를 받을 때마다 고지방, 고당분 음식을 먹으며 풀려고 한다면 늘어나는 체중을 감당하기 어려워진다. 또 늘어난 체중 때문에 자책감이 들어 자기혐오, 자책성 우울증 등의 또 다른 스트레스를 가져올 수 있다.

내가 그랬다. 불어난 살 때문에 받는 스트레스를 먹는 것으로 풀고는 다음날 아침 팅팅 부어 있는 거울 속 나의 모습을 보며 한없이 후회하며 아예 외출을 하지 않는 날이 잦았다. 이것이 바로 자책성 우울증이다. 결국 하루 종일 집에 있다보니 스트레스가 쌓이고, 부엌으로 달려가서 찬장과 냉장고 문을 모조리 열어서 혹시 초콜릿 한 조각이라도 찾아낼 수 있을까 구석구석을 샅샅이 뒤지는 일이 허다했다. 정말 중증이었다.

이렇게 스트레스가 심할수록 즐겨 먹는 삼백 식품과 같은 단순당을 섭

취하면 그것을 소화하고 흡수하기 위해 많은 양의 비타민B군 영양소가
필요하다. 스트레스로 인한 지나친 당분 섭취 때문에 많이 소모되어버린
비타민B군은 또다시 스트레스 때문에 면역과 저항력을 떨어뜨리는 악순
환을 유발한다. 결국 다람쥐 쳇바퀴 돌 듯 스트레스로 인한 음식 섭취가
스트레스를 이겨낼 수 있는 면역력을 떨어뜨려 그 전보다 더 강력한 스트
레스를 일으키게 되는 것이다.

아삭아삭 마구마구 씹어 먹을 수 있는
최고의 다이어트용 안주

　어차피 받아야 할 스트레스고, 그로 인해 무언가를 먹어야 한다면 다이
어트에 적합하고 나만의 구미에 맞는 음식을 찾아보기를 권한다. 스트레
스를 받아 분비되는 코르티솔 호르몬 분비량을 낮추는 데는 무기질과 비
타민이 풍부한 식품이 좋다. 또한 아몬드처럼 비록 고칼로리긴 하지만 좋
은 지방을 가진 견과류도 도움이 된다. 거기에 아삭아삭 오독오독 씹을
때 소리까지 나는 식품이라면 2배 이상의 스트레스 완화 효과를 볼 수 있
다. 씹는 행위 자체만으로도 긴장된 턱 근육을 풀어주고 씹으면서 나는
소리 또한 청각적으로 스트레스 해소에 도움을 준다.
　치아와 뇌에는 서로의 신경을 연결하는 네트워크가 형성되어 있는데
이 네트워크 때문에 음식을 씹으면 뇌 안에서 '히스타민histamine'이라 불
리는 호르몬이 방출되어 식욕을 느끼는 만복중추가 자극된다. 이 작용으

로 '먹고 싶다'는 욕구가 줄어들어 먹는 양이 자연히 줄어들게 되는 것이다. 더군다나 뇌의 혈류도 늘어나 뇌가 활성화되면서 온몸에 활력을 불어넣어주는 효과도 볼 수 있다.

그렇다면 채소 중에서 가장 손쉽게 먹고 가장 강력한 청각적 효과를 낼 수 있는 것은 무엇일까? 나에게는 오이와 당근이다. 손질하기 쉽고 미리 준비만 해두면 작은 통에 넣어 가지고 다니기도 편할뿐더러 먹을 때마다 나는 아삭아삭 소리는 스트레스를 날려주기에 충분하다. 물론 집에서 먹을 때는 고추장이나 초고추장을 약간 찍어 먹는데 그 알싸한 매운맛에 기분이 한층 업되곤 한다.

지금도 이곳 미국에서 남편과 대판 싸운 날에는 차마 집에서 소주는 못 마시고 대신 당근과 오이를 씹어대며 맥주를 몇 캔씩 마시곤 한다. 혼자 마시는 술이지만 오이와 당근을 아삭아삭 씹으며 마시다보면 남편에 대한 화가 조금은 누그러지곤 한다. 게다가 칼로리도 적고 비타민과 무기질이 풍부하니 저녁에 먹어도 부담감이 적어 그야말로 일석이조다. 다음 날 부기 없는 얼굴로 일어날 수 있는 스트레스 해소용 안주거리로 이만한 것도 없지 싶다.

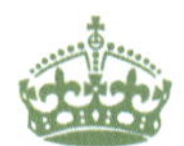

씹어라, 제대로 알고 씹어라
씹어 먹는 음식으로 스트레스 푸는 법

1. 스트레스 해소용으로 씹어 먹는 음식을 준비해두자

스트레스는 언제 어디서 갑자기 받을지 모른다. 그런 날은 집에 오자마자 무언가 먹을 것을 찾기 위해 온 부엌을 뒤질 확률이 높으므로 미리 오이와 당근을 손가락 한 마디 크기로 잘라 락앤락 통에 넣어 눈에 잘 띄는 곳에 두자. 열 받는 즉시 뚜껑을 열어 가벼운 맥주 한 캔과 함께 당근 오이를 마구 씹어대면 살찔 염려 없이 하루의 스트레스를 과감하게 날려버릴 수 있을 것이다.

2. 당근과 오이가 아니어도 좋다. 나만의 씹어 먹는 간식을 정해두자

도저히 풋내 나는 생채소는 못 먹겠다면 다른 간식으로 대체하자. 먹기 싫은 걸 억지로 먹으면 그 자체가 또 스트레스다. 대신 씹어 먹을 수 있는 대체간식을 만들자. 나는 오이와 당근이 지겨울 때면 강냉이를 먹었다. 씹다보면 은근히 고소하고 먹은 지 20~30분이 지나면 몸 안에서 불어나 포만감을 느끼기에 딱 좋다. 단, 강냉이는 옥수수를 원료로 만든 탄수화물 음식이므로 무한정 섭취하는 것은 금물이다. 1회 분량으로 나누어 정해진 양만큼 먹어야 함은 철칙이다.

3. 씹을 때는 올바르게 씹어 먹자

어금니를 꽉 깨물거나 치아를 짓이기며 씹는 습관은 치아를 마모시킬 수 있다. 그러므로 아무리 씹어서 먹는 것이 좋다고 해도 어떻게 씹어야 하는지 제대로 알고 씹어야 한다. 윗니와 아랫니를 수직으로 내리며 여러 번 움직이는 것이 올바른 방법이다. 습관적으로 자신도 모르게 한쪽으로만 씹는 경우가 있는데 이런 현상이 지속되면 양쪽 턱 근육이 불균형하게 발달할 수 있으므로 의식적으로 양쪽을 골고루 사용하는 것이 바람직하다.

KEEP
CALM
CHANGE
GO ON
DIET

Chapter4
바꿔라, 습관부터 바꿔라

"스스로를 존중하면 다른 사람도 그대를 존중할 것이다."

공자

먼저 나의 몸을 존중하라. 그러면 모두가 나를 존중하게 된다.

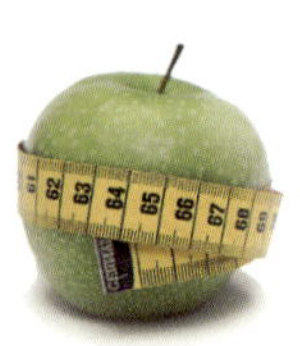

꼼꼼히 읽어라
다이어트 다이어리를
성경처럼 읽어라

한국에 있을 때 구청에서 진행한 다이어트 프로그램 중 영양 파트를 강의한 적이 있다. 12주 일정으로 영양 전문가와 운동 전문가가 함께 진행한 강의였는데 참여한 사람들은 대개 40대에서 60대 사이의 여성들이었다. 점점 늘어나는 체중이 단지 외모뿐 아니라 건강에도 나쁜 영향을 주게 될 거라는 걱정 때문에 다이어트를 결심한 분들이었다.

매주 다른 다이어트 식이요법을 주제로 강의한 후 참석자들과 종종 대화를 나눴는데 그때 가장 자주 들었던 이야기가 이런 것들이었다. "난 밥도 조금 먹고, 간식은 일체 안 먹는데도 살이 쪄." "난 하루에 두 끼밖에 안 먹는데도 이렇게 살이 찐다니까." "어제는 저녁도 먹는 둥 마는 둥 하고 과자 한두 개 집어먹고 말았는데 아침에 몸무게가 더 늘었더라니까." 즉 자신은 먹은 게 별로 없는데 이상하게도 계속 살이 찐다는 얘기다.

하지만 사실은 그렇지 않다. 사람들은 보통 자신이 하루에 어느 정도를 먹는지 잘 알지 못하는 데다 기억하고 싶은 것만 기억하기 때문에 늘 먹은 게 별로 없다고 생각하는 것뿐이다.

1에다 1을 더했기 때문에 2가 되는 것이지 아무것도 더한 것이 없는데

1이 저절로 2가 되지는 않는다. 물론 사람의 체질과 유전적 요인에 따라 결과가 조금 달라질 수는 있다. 같은 음식으로 똑같은 양을 먹어도 사람에 따라 1.7이 될 수도 있고 2.3이 될 수도 있다는 말이다. 하지만 절대 하나도 먹지 않았는데 1이 2에 가까운 숫자가 될 수는 없다.

먹은 것도 없는데 살이 찐다고
푸념하는 이들의 공통점

우리 가족 중 나와 비슷한 체질을 가진 사람은 엄마다. 그래서 엄마 역시 60세가 넘은 나이에도 '다이어트중'이다. 하지만 체중 감량에 여전히 어려움을 느끼는지 살을 뺀 나에게 '독하다'고 하시면서, "난 너처럼 과자도 안 먹고 하루에 딱 두 끼만 먹는데, 심지어 고기도 잘 안 먹는데 이놈의 살은 왜 빠질 생각을 안하는지!"라고 투덜거리신다. 그러나 나는 엄마와 하루 종일 같이 있어봤기 때문에 알고 있다. 엄마의 말은 사실이 아니란 것을.

물론 하루에 두 끼를 드시는 건 맞다. 하지만 그게 다가 아니다. 늘 음식을 하기 때문에 간을 보느라 한 입, 식탁을 치우다 애매하게 남은 음식이 아까워 또 한 입, 식사 사이에는 살도 안 찌는 데다 건강을 위해 꼭 먹어야 한다며 과일 몇 조각, 식후엔 개운하게 마셔줘야 한다며 믹스커피 한 잔, 커피와 어울린다고 쿠키도 한 조각, 차를 타면 멀미를 핑계로 사탕과 초콜릿 한두 개, 저녁 늦게 아빠가 출출하다며 시킨 치킨의 유혹을 뿌

리치지 못해 딱 한 조각……. 이러다보니 엄마 연세의 하루 권장 칼로리인 1,800kcal를 가뿐하게 넘기고 마는 것이다. 그러나 엄마의 기억에는 항상 드시는 하루 두 끼의 식사와 저녁 늦게 드신 치킨 한 조각만이 남아 있을 게 분명하다.

사실 식사보다 군것질로 섭취하는 음식들이 체중 증가에는 더 큰 영향을 미친다. 바로 이 때문에 '식사일기'를 써야 한다. 하루 동안 섭취한 것을 모두 적어보는 것이다(물만 빼고). 앞에서 언급한 다이어트 프로그램을 진행할 때도 참여한 사람들에게 식사일기를 작성해보라고 권했었다. 그래서 하루 동안 먹은 음식을 정리해오면 총 칼로리를 계산해서 일대일 상담을 진행했다. 그러면 대부분 자신들이 이렇게 많은 음식을 먹고 있었다는 사실에 놀랐고, 또 살이 찌지 않을 것 같았던 음식들이 매우 높은 칼로리를 가지고 있었다는 것에 다시 한 번 놀랐다.

그러므로 다이어트를 할 때 가장 먼저 해야 할 일은 우리가 평소에 무엇을 얼마나 먹고 있는지를 정확히 아는 것이다. 그래야 우리의 식습관이 어떤지, 무엇을 바꿔야 하는지 구체적이고 명확하게 알 수 있기 때문이다.

다이어트 다이어리에
식사일기만 써도 살이 빠진다

'세 살 버릇 여든까지 간다'는 속담처럼 습관이나 버릇은 하루아침에 바뀌지 않는다. 그러나 다이어트를 하는 데 있어서 이보다 더 큰 문제는 많은 사람들이 자신의 습관이 무엇인지조차 제대로 알지 못하고 있다는 점이다. 짧은 시간 안에 체중을 줄이는 데 성공했다 할지라도 근본적인 식이습관을 바꾸지 않는다면 요요현상은 반드시 찾아온다. 그러므로 요요 없이 다이어트에 성공하려면 평소 자신의 식습관이 어떤지 아는 것이 중요하고, 이것은 식사일기를 꾸준히 쓰다보면 보다 정확히 파악할 수 있다.

나는 매일 저녁 '다이어트 다이어리'에 식사일기를 쓴다. 내가 먹은 음식의 종류와 양은 물론이고, 언제 어디서 어떤 기분으로 먹었는지까지 기록한다. 식사일기는 최소 일주일 이상 꾸준히 적어야 식생활 패턴을 파악할 수 있다. 한 오디션 프로그램을 통해서 가수로 변신한 박보람은 그녀의 뷰티 시크릿이 바로 매일 식사일기를 쓴 것이라고 밝힌 바 있다. 그리고 이런 이야기를 가사에 담아 만든 곡이 바로 '예뻐졌다'이다.

최근에는 다이어트 식사일기를 쓸 수 있는 스마트폰 애플리케이션도 많이 나와 있다. 그래서 나도 요즘 들어 수첩 대신 '눔 다이어트Noom Diet'라는 앱을 이용해서 식사일기를 쓴다. 처음에는 자신의 키와 체중, 그리고 목표 체중을 입력한다. 그러면 하루에 섭취해야 할 권장 칼로리가 제시된다. 그 다음엔 아침 · 점심 · 저녁 · 간식 등으로 나누어서 하루 동안 먹은 음식과 양을 기록하면 되는데, 하나씩 기록할 때마다 섭취한 칼로리와 앞으로 어느 만큼의 칼로리를 더 섭취할 수 있는지가 제시된다. 덕분에 무절제하게 먹는 습관에서 서서히 탈피할 수 있게 되는 것이다.

눔 다이어트에 먹은 음식을 입력하면 나의 권장 칼로리(목표로 정한 몸무게에 해당하는)를 기준으로 먹은 음식의 칼로리를 제외한 앞으로 섭취해도 되는 칼로리가 실시간 표시된다. 수많은 음식 데이터가 저장되어 있기 때문에 음식 찾기를 통해서 먹은 음식을 찾은 후 섭취한 분량을 클릭하면 자동으로 섭취 칼로리가 입력된다.

이 애플리케이션을 제대로 활용하려면 먹은 즉시 바로 기록해야 한다. 우리의 기억력은, 특히 먹은 것에 대한 기억력은 그리 오래가지 않기 때문이다. 그리고 기록하고 나면 자동적으로 오늘 하루 동안 섭취할 수 있는 칼로리를 확인하게 되므로 자연스럽게 음식 섭취를 자제하게 된다.

여러분도 오늘부터 당장 자신이 하루에 무엇을 얼마만큼 먹고 있는지 기록하라. 앱이 아닌 수첩에 적어도 좋다. 그리고 자기 전엔 반드시 정독해서 읽으며 과식한 부분을 빨간 펜으로 체크하라. 이것이 쌓이다보면 살에 파묻혔던 눈과 코, 쇄골 등이 서서히 제 모습을 드러내면서 180도 다른 모습으로 바뀔 것이다.

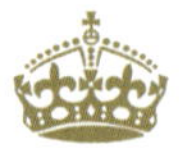

바꿔라, 제대로 알고 바꿔라
다이어트 다이어리 활용하는 법

1. 손바닥만 한 수첩 혹은 스마트폰의 앱을 이용해보자

다이어트 다이어리는 휴대가 편해야 한다. 그래야만 음식을 먹자마자 바로 기록할 수 있다. 지갑에 포스트잇을 붙여놓고 먹을 때마다 기록한 후 나중에 모아 정리하는 것도 방법이다. 일일이 적는 것이 귀찮다면 스마트폰의 다이어트 다이어리 앱을 이용해보자. 기록하기가 훨씬 쉽고 기록할 때마다 남은 권장 칼로리까지 제시되어 다이어트에 큰 도움이 된다. 내가 현재 쓰고 있는 앱은 '눔 다이어트'다.

2. 먹자마자 바로, 최대한 솔직하게 기록하자

음식을 먹고 나면 바로 기록하자. 사람의 기억에는 한계가 있고, 또 자신이 기억하고 싶은 것만 기억하려는 습성이 있기 때문에 먹은 즉시 써놓아야 한다. 사탕 한 알이나 초콜릿 한 조각도 빼놓지 말고 기록하고, 술자리에서 마신 술의 양도 반드시 기록해라. 다이어트 다이어리는 다른 사람에게 보여주는 것이 아니라는 사실을 기억하고 무조건 솔직하게 써야 한다. 그래야만 다이어트에 도움이 된다.

3. 잠들기 전에 다이어리를 꼭 점검해보자

생활비 관리를 위해 가계부를 쓸 때 기록만 하고 점검하지 않는다면 다음 달에도 달라지는 건 아무것도 없을 것이다. 점검하지 않으면 개선의 가능성은 없다. 잠들기 전에 기록한 것을 반드시 다시 읽어보며 하루 동안 무엇을 얼마나 먹었는지 점검의 시간을 갖자. 점검하다보면 자연히 반성할 부분이 생긴다. 부대찌개 먹다가 사리 추가한 것, 점심 먹고 아메리카노 대신 카페라떼 먹은 것 등 그날 먹은 음식에 대한 여러 가지 아쉬움이 떠오를 것이다. 이것이 바로 천천히 해나가는 식이습관 개선의 첫걸음이다.

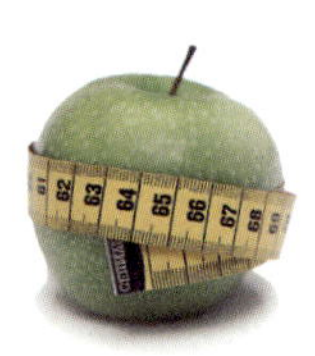

절대 속지 마라
거짓 배고픔에 속지 않는
비법을 찾아라

다이어트중이더라도 오랜만에 만나는 친구들과의 약속을 포기할 수는 없다. 그래서 이날만큼은 다이어트에 대한 강박을 잠시 내려놓고 패밀리레스토랑에서 맘껏 먹어댄다. 다음 날 아침, 당연히 몸무게가 늘었을 거라는 생각을 하며 두 눈을 질끈 감고 체중계에 올라간다. 그런데 체중계가 이상하다. 체중이 늘기는커녕 오히려 줄어든 게 아닌가. 심지어 2차로 기름지고 자극적인 산해진미가 안주로 나오는 술집에도 갔는데 말이다.

이런 경험은 누구에게나 있다. 그렇다면 그 이유는 무엇일까? 뷔페나 패밀리레스토랑에 가면 테이블 위에 수많은 음식이 펼쳐져 있어 일단 시각적으로 만족감을 느끼게 되고, 여러 명이 함께 먹기 때문에 다른 사람의 먹는 양을 보면서 은근히 조절하게 되기 때문이다. 또 무엇보다 편안한 사람들과 웃고 떠들다보면 행복감이 상승되어 식욕을 느끼는 신경세포가 자극을 받아 적은 양의 음식을 먹고도 충분히 만족하기 때문이다. 심리적 포만감이 식욕까지 만족시키는 것이다.

이와 반대로 심리적인 허기짐으로 인해 진짜 배가 고프지 않은데도 먹을 것을 찾는 경우가 있다. 이것이 바로 우리가 종종 느끼는 식욕이다. '공복감hunger'은 실제 에너지와 영양소가 필요해서 위에서 느끼는 것으로 일반적으로 음식을 먹고 싶은 기본적인 감각에 의한 욕구다. 하지만 '식욕appetite'은 뇌에서 느끼는 스트레스·무료함·외로움 등의 외부작용에 의해 배고픔을 느끼는 심리적 허기다. 이를 '거짓 배고픔'이라고 한다.

거짓 배고픔에 속아 넘어가면
바로 폭식으로 이어진다

기분이 좋으면 뇌의 포만중추는 만족감을 느끼게 된다. 하지만 반대로 스트레스를 받거나 외로움·두려움·불안함 등의 부정적인 감정을 느끼면 중추신경계가 반응하면서 식욕, 즉 거짓 배고픔을 느끼게 된다. 드라마나 영화를 보면 잔뜩 화가 난 등장인물이 씩씩 거리며 집으로 들어와 양푼에 밥과 남은 반찬을 모두 털어넣고 고추장을 듬뿍 넣어 쓱쓱 비빈 후 마구 먹어대는 장면을 종종 보게 된다. 이는 절대 위에서 배고픔을 느껴서 먹는 게 아니다. 인간관계 혹은 직장생활로 인한 스트레스가 만들어낸 식욕을 채우려는 행동이다.

나도 이런 일이 비일비재하다. 남자 쌍둥이를 키우다보면 유독 심신이 지치는 날이 있다. 그러면 그날 저녁에는 꼭 식사량이 달라진다. 밥에 김치와 고추장만 넣고 비벼서 마구 먹어대는 것이다. 먹는 순간에는 아무 생각도 들지 않는다. 그뿐인가. 남편과 아이들을 모두 회사와 학교에 보내고 집안정리를 마치고 나면 갑자기 공허함이 밀려올 때가 있다. 이때 내가 할 수 있는 가장 손쉬운 일은 심심한 입을 즐겁게 해주는 것이다.

이렇게 심리적 허기를 느끼게 되면 바로 폭식으로 이어질 가능성이 매우 높다. 그나마 다른 사람과 함께 있을 때라면 이성적으로 제어도 하고 다른 사람에게 많이 먹는다는 인상을 주지 않기 위해 은연중에 스스로 음식 섭취량을 조절하기도 한다. 하지만 혼자 있으면 상황은 완전히 달라진다. 혼자라는 외로움에다 이성은 어디론가 달아나버리고 신경써야 할 주위 시선도 없기 때문에 거짓 배고픔의 유혹에 쉽게 빠져든다. 게다가 다이어트중이라면 먹는 것에 대한 강박관념으로 이미 스트레스를 받고 있기 때문에 사태는 더 심각해질 수밖에 없다. 즉 위에서 '그만 먹어! 배가 터질 것 같아!'라고 아무리 신호를 보내더라도 뇌가 알아채지 못해 엄청난 양을 흡입하게 되는 것이다. 이런 현상 역시 호르몬과 관계가 있다.

평상시에 '배가 고프다'는 공복 신호를 무시한 채 다이어트에 대한 의지로 먹는 것을 억제하다보면, 음식을 충분히 먹었을 때 만족감을 느끼게 하는 포만중추Satiety Center와 실제 영양분이 필요하다고 느끼게 하는 섭식중추Feeding Center의 기능 사이에서 혼란이 발생한다. 이런 혼란의 순간에 조금이라도 방심하면 폭식이라는 불청객이 찾아와 먹다 지치는 지경에까지 이르게 하는 것이다. 만약 우울함이나 스트레스로 인한 거짓 배고픔에 속아서 음식으로 욕구를 충족시키려는 폭식을 거듭한다면 늘어나는 체중으로 인해 2배, 3배의 우울함과 스트레스가 부메랑처럼 자신에게 돌아올 것이다. 그렇다고 항상 누군가와 함께 있을 수도, 스트레스를 받지 않고 살 수도 없다.

　미국의 심리학자이자 거식증, 폭식증 환자를 10년 넘게 상담해온 수잔 앨버스Susan Albers 박사는 《음식 없이 나를 위로하는 50가지 방법》이라는 책을 펴낸 바 있다. 그 책에 등장하는 한 여자의 이야기를 보자. 그녀는 엄청난 스트레스를 풀어보고자, 블루베리 도넛을 먹기 시작했다. 그런데 한두 개를 먹어도 기분이 달라지지 않아서 급기야 5개까지 먹게 되었다. 하지만 그녀의 기분은 풀어지지 않았다. 아니, 풀어지기는커녕 도넛을 5개나 먹었다는 생각에 스스로를 자책하며 오히려 더 우울해졌다.

　수잔 앨버스 박사는 우울함이나 스트레스를 먹는 걸로 풀려는 이들에게 '무언가를 먹지 않고 그 위기의 시간을 모면해나가는 방법'을 알려준다. 그녀가 제시하는 여러 가지 방법 중에 내가 실천하고 있고, 효과가 있기 때문에 권하고 싶은 첫 번째 방법은 로맨스 소설이나 잡지를 읽는 것이다. 아무래도 로맨스 소설 속 주인공들의 러브 스토리를 간접적으로 경험하면 무미건조했던 마음에 설렘이 느껴진다. 책 속의 주인공과 간접 연애를 하는 것이다. 연애를 하면 예뻐진다는 말도 있지 않은가! 또한 최신호 잡지책을 보는 것도 좋다. 잡지에는 예쁜 옷과 신발, 가방 등 하나같이 갖고 싶은 것 투성이기 때문에 자연스럽게 자신의 몸매에 대한 경각심을 갖게 된다. 이것들을 당장 살 수는 없어도 상상 속에서나마 입고 신고 걸치다보면 그 순간만큼은 무언가를 먹고 싶다는 생각이 사라진다. 일단 책을 읽을 때에는 주변에 군것질거리를 두지 말고(정 입이 심심하면 허브티 한 잔 정도는 괜찮다) 가능하면 밝은 곳에서 읽자.

두 번째 방법은 먹을 때 혼자 있지 않는 것이다. 폭식증 환자의 공통적인 특성은 아무도 없는 공간에서 혼자 재빨리 먹는다는 것이다. 누군가와 함께 있다면 도저히 먹을 수 없는 양을 그들은 혼자 있을 때 먹는다. 그러므로 음식은 혼자 있을 때 먹지 말자. 부득이하게 혼자 먹어야 하는 상황이 온다면 텔레비전을 보거나 책을 읽는 등 다른 행동을 하며 먹지 말고 먹는 것 자체에 집중하며 천천히 먹도록 하자.

세 번째 방법은 쉬는 날 종일 혼자 집에 있지 말고 카페에라도 나가라는 것이다. 누군가를 만나지 않더라도 혼자 우아하게 카페에서 커피 한 잔을 마시며 책을 읽거나 최신호 잡지를 보자. 아무래도 집에 있으면 움직임이 적은 것은 물론이거니와 주로 소파에 기대 앉아 텔레비전을 보거나 침대에 누워 있게 된다. 또한 집안 곳곳에는 다양한 간식거리가 있지 않은가. 식탁 위에는 과자가, 냉동실에는 초콜릿이 항시 대기중이다. 언제든 맘만 먹으면 꺼내 먹을 수 있다는 얘기다. 게다가 조금 출출하다고 생각하는 순간 라면 하나쯤 후루룩 끓여 먹는 것은 식은 죽 먹기다.

아무도 없는 집에 혼자 있다보면 이 모든 것들의 유혹에 너무도 쉽게 넘어간다. 그렇게 먹고 나면 포만감에 기분이 좋아질까? 아니다. 오히려 기분 나쁜 배부름에 자책하며 또 스트레스를 받게 된다. 그러므로 식욕과의 싸움에서 이기기 위해서는 우선 주변 환경부터 바꿔야 한다. 적에게 공격당하기 쉬운 환경에 노출되어 있으면 제아무리 뛰어난 용장도 승리를 장담할 수 없는 법이다.

바꿔라, 제대로 알고 바꿔라
거짓 배고픔을 이기는 법

1. 혼자만의 시간을 보낼 취미를 찾자

거짓 배고픔을 달래기 위해 책을 읽으려는데, 책장에 대학 시절의 전공서나 업무 관련 책 혹은 아이들 책으로만 꽉 차 있다면 결국 냉장고 문을 열게 될 것이다. 적어도 한 달에 한 번은 서점에 가서 소설과 에세이 몇 권, 그리고 핫한 패션 잡지를 구매해서 눈에 잘 띄는 곳에 꽂아두자. 그래서 심리적인 허기짐이 느껴질 때 냉장고와 찬장을 뒤지는 대신 책을 펴자.

꼭 책을 읽어야 하는 것은 아니다. 혼자 있는 시간을 보낼 자신만의 취미를 만들면 된다. 요즘 유행하는 컬러링북으로 색칠을 해보는 것도 좋고 뜨개질도 좋다. 단 텔레비전을 보는 것 같은 수동적인 취미는 피하도록 하자.

2. 무언가 먹고 싶을 때는 차라리 전화기를 들자

만약 집에 혼자 있다가 외로움과 무료함에 허기짐이 느껴지면 수다를 떨 만한 친구를 찾아 전화를 걸어라. 마음이 헛헛해지는 순간 당신은 '구강기(태어나서 1세까지, 모든 불만을 입으로 빼는 것으로 해결하려는 시기)'로 되돌아가서 자꾸만 무언가를 입으로 가져가려 할 것이기 때문이다. 이럴 때는 마음 편한 친구에게 연락해서 신나는 수다 한 판을 벌이자. 어제 만난 친구라도 30분은 너끈히 통화할 수 있지 않은가!

3. 가급적 집에 혼자 있지 말고 카페에라도 나가자

집은 먹을 것의 유혹에 훨씬 잘 넘어가게 되는 장소다. 종종 다이어트를 할 때 폐인처럼 혼자서 지내는 사람을 볼 수 있는데 이들은 다이어트에 실패할 가능성이 더 크다. 서로의 행복한 기분을 주고받을 수 있는 사람들을 만나야 정신적인 결핍도 줄고 식욕중추를 덜 자극해 적게 먹어도 배가 불러 다이어트를 지속적으로 할 수 있다.

부득이 쉬는 날 혼자 있어야만 하는 오후에는 동네 카페에 가자. 만날 사람이 없어도, 트레이닝복을 입고라도 나가 카페에서 아메리카노를 마시며 잡지를 읽자. 그동안만큼은 먹을 것에 대한 욕구에서 해방될 것이다.

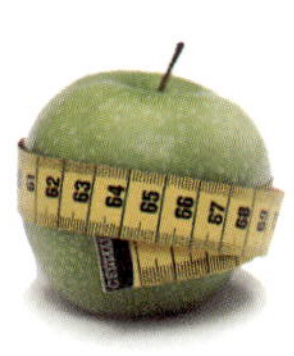

기어코 지지 마라
과식하는 습관에
절대 지지 마라

과식과 폭식은 같은 의미일까? 다른 의미일까? 흔히 과식과 폭식을 같은 말이라고 생각하지만 의미가 조금 다르다. 과식이란, 천천히 먹든 빨리 먹든 식사를 마칠 때, 먹은 전체량이 많은 경우를 가리킨다. 예를 들어 점심때 회사 구내식당에서 좋아하는 메뉴인 버섯불고기가 나와 평소보다 많이 먹었다면 이것은 과식이다. 즉 평소와는 다르게 많이 섭취한 것이 과식인 것이다. 반면에 폭식은 범주가 좀더 넓다. 음식이 맛있어서 평소보다 더 많이 먹는 경우도 포함되지만, 무의식적으로 무언가에 이끌려 닥치는 대로 먹어치우는 것까지 포함한다.

나는 폭식의 경험이 아주 잦고 다양했다. 가장 흔히 하는 폭식은 음주 직후였다. 1차 술자리에서는 아직 멘탈이 살아 있는 상태이기 때문에 절제해가며 안주를 먹고, 혼자 마시는 것이 아니라 누군가와 함께 마시는 것을 의식해서 적정한 양을 먹게 된다. 그러나 알코올에 의해 서서히 이성을 잃어갈 때쯤, 특히 집으로 돌아가는 길에는 늘 무언가에 이끌려 집 앞 가게로 향했다. 거기서 맥주와 과자, 초콜릿 등을 사가지고 총총 걸음을 하며 나만의 공간인 내 방으로 들어간다. 그때의 먹는 행위는 음식 섭

취가 아니라, 그저 입 속에 음식을 마구마구 집어넣는 흡입행위에 불과
했다.

과자를 먹다가 짭짤한 것 같아 맥주를 들이켜고, 맥주를 먹다보니 갑
자기 단것이 당겨서 초콜릿을 먹고, 그러다 왠지 느끼해져서 부엌으로
가 김치통을 꺼내 허겁지겁 손가락으로 김치를 집어먹는 식이다. 그러다
보면 또 밥이 당겨 밥솥을 열고 숟가락을 넣어 밥 한 숟가락을 퍼서 먹
고……. 점점 차오르는 위장이 더 이상은 음식물을 받아들일 수 없다는
신호를 보내지만 아랑곳하지 않고 집어넣는 행위가 바로 폭식이다. 이처
럼 폭식은 먹는 방법 자체가 잘못되어 있다. 과식은 폭식을 포함하지 않
는 경우도 있지만, 폭식은 반드시 과식을 포함한다.

폭식도
요령껏 해야 한다

내 몸에서 요구하는 양 이상의 음식물을 섭취하는 것이 나쁜 이유는 그
것이 살을 찌우는 주범이기도 하거니와 지나치게 많이 섭취한 음식을 소
화시키는 중에 활성산소란 것을 배출시키기 때문이다. 사람은 호흡을 하
면서 산소를 체내로 들이는데 그중 95퍼센트는 내 몸에 꼭 필요한 역할
을 수행하지만 나머지 5퍼센트는 활성산소가 되어 체내에 나쁜 영향을 주
게 된다. 물론 활성산소가 무조건 나쁜 일을 하는 것은 아니지만 지나치
게 많이 생성되는 활성산소는 피부와 모든 세포들을 노화시키는 주범으

로 돌변한다. 세포의 노화현상은 에너지를 발산할 수 있는 힘을 떨어뜨리는 것이므로, 이는 기초대사량 저하와 직결될 수 있다.

많이 먹는 습관은 과하게 섭취한 음식물을 소화하지 못해 몸에 살덩어리를 남기고, 저절로 에너지를 소비시킬 수 있는 기초대사량까지 저하시키는 나쁜 습관이다. 이는 다이어트를 한다면 반드시 버려야 할 습관이다. 그러나 눈앞에 산해진미가 펼쳐져 있는데 다이어트를 한다고 아예 외면할 수는 없는 노릇이다. 날씬한 사람들도 가끔은 과식을 하게 마련이다. 대신 요령껏 하는 재주를 부려보는 건 어떨까?

다음에 권하는 식품들은 과식할 때 함께 섭취하면 배출되는 활성산소를 줄여주는 데 도움을 주는 식품들이므로 꼭 곁들여 먹도록 하자.

과식으로 인한
활성산소 줄이는 법

나와 식성과 매끼 먹는 양 그리고 운동하지 않는 습관까지 비슷한데 몸무게는 덜 나가고 젊어 보이는 사람이 있다. 그런 사람들에겐 분명 활성산소를 배출하거나 줄이는 자신만의 비법이 있을 것이다. 운동이 가장 좋겠지만 매일 먹는 음식만 잘 가려서 섭취하면 활성산소를 어느 정도는 줄일 수 있다.

가장 대표적인 식품이 양파다. 양파에 함유된 폴리페놀polyphenol의 일종인 퀘르세틴quercetin이라는 성분은 강력한 항산화 물질로, 배출되는 활성산소를 제거하는 데 효과적이다. 또 기름진 육류에 포함된 중성지방과 콜레스테롤 등 체내 지질을 분해해 체외로 배출시켜주는 역할을 한다. 이는 양파를 즐겨 먹는 중국인들이 기름기 많은 음식을 먹으면서도 고혈압이나 동맥경화, 뇌졸중, 당뇨 등 성인병 발병률이 낮은 이유이기도 하다. 그러므로 과식을 할 것 같은 음식이 나올 때에는 꼭 양파를 함께 섭취하도록 하자. 양파에 함유되어 있는 비타민B1은 에너지 대사를 촉진시켜 신진대사를 원활하게 해주기도 하므로 잊지 말도록 하자.

비타민C를 함유한 식품도 좋다. 그중 피망은 채소류 중 가장 많은 비타민C를 함유한 식품으로, 활성산소를 제거해주는 대표적인 항산화 물질이다. 또한 식이섬유소와 수분함량이 높아 포만감을 주어 전체적인 식사량을 줄이는 데 도움을 줄 수 있다.

각종 산이 함유된 식초도 활성산소 제거에 도움이 된다. 식초에 함유되어 있는 초산을 비롯한 60여 가지의 유기산물질은 우리 몸의 에너지 대사를 원활하고 빠르게 해줌으로써 기초대사량 증진에 도움을 주며, 체내에 쌓여 있는 지방을 분해하여 배출하는 역할을 한다. 또한 항산화 작용으로 활성산소 제거에 효과적이다.

요즘 각광받고 있는 치아씨드도 대표적인 식품이다. 특히 치아씨드의 토코페롤tocopherol은 비타민C, 베타카로틴과 어깨를 나란히 하는 대표적인 항산화 물질로 이 역시 활성산소를 제거하는 데 탁월한 역할을 한다. 또한 단백질, 식이섬유, 오메가3를 풍부하게 갖고 있어 신진대사를 촉진하고 식욕을 억제하며 지방분해 호르몬인 글루카곤의 분비를 촉진한다.

치아씨드는 15분간 물에 불리면 10배 크기로 부풀어 오르는데 이 같은 작용이 과식을 막아주기도 한다.

다이어트를 위해 밥은 포기해도 술은 포기할 수 없다면 하루 한두 잔 정도의 와인을 마시자. 적당한 와인 섭취는 스트레스 해소에도 도움이 되고 활성산소 제거에도 효과적이다. 특히 레드와인은 화이트와인보다 폴리페놀을 더 많이 함유하고 있어 좋다. 포도를 껍질, 씨와 함께 으깨서 숙성시키는 과정에서 생성되는 폴리페놀은 활성산소를 제거해줌으로써 탁월한 항산화 작용을 하는 물질이다. 하루 한두 잔 정도, 공복이 아닌 식사를 하며 섭취하는 것이 좋다. 와인은 고기 등의 지방 식품을 먹은 뒤 인체에 생성되는 화합물 수치를 낮춰주는 역할도 한다.

바꿔라, 제대로 알고 바꿔라
과식의 폐해를 줄여주는 식품 섭취법

1. 비타민C를 함유한 피망

- 날것으로 먹는 게 거북하다면 초고추장이나 비니거에 찍어 먹는다.
- 피망을 포함한 다른 각종 채소들과 함께 약간의 기름을 이용해서 볶은 뒤 섭취한다.
- 당근, 사과, 레몬, 토마토 등을 섞어 주스로 만들어 식전에 마신다.

2. 각종 산이 함유된 식초

- 샐러드 드레싱에 넣어서 채소와 함께 섭취한다.
- 물이나 과즙에 섞어 주스로 식사 중간에 함께 섭취한다.
- 식초가 들어간 초절임 반찬을 만들어 섭취한다.

3. 퀘르세틴을 함유한 양파

- 각종 채소를 이용해 만드는 샐러드에 생양파를 넣거나 양파를 다져 드레싱에 넣는다. 이렇게 만든 샐러드를 다른 요리와 함께 섭취한다.
- 볶은 고기를 섭취할 때는 양파샐러드를 함께 섭취하고, 생고기를 구워 먹을 때는 양파도 반드시 같이 구워서 섭취한다.
- 피클, 초절임, 무침, 볶음 등의 각종 채소 반찬으로 만들어 섭취한다.

4 토코페롤을 함유한 치아씨드

- 샐러드 등을 섭취할 때 생으로 뿌리거나, 살짝 볶아서 뿌려 먹는다.
- 밥을 할 때 현미 등의 잡곡 대신 넣어서 섭취한다.
- 스무디나 요구르트에 섞어 드레싱으로 섭취한다.
- 기름을 두르지 않은 팬에 볶은 치아씨드를 무침 요리나 볶음 요리에 고명처럼 뿌려서 섭취한다(치아씨드는 휴대하기 간편하므로, 가지고 다니다가 음식을 먹을 때 뿌려서 섭취하면 좋다. 포만감을 주어 전체적인 식사량을 줄이는 데 효과를 줄 수 있다).

5. 폴리페놀을 함유한 레드와인

- 식사시 한두 잔 정도 함께 섭취한다.
- 알코올에 약한 사람은 레드와인과 발사믹 식초를 섞은 드레싱 소스를 샐러드에 뿌려 섭취한다.

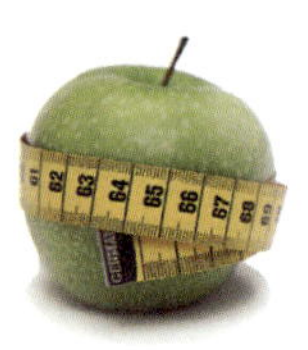

매일 실천해라
나만의 칼로리 소모법을
찾아 실천해라

쌍둥이 아들을 키우며 일을 하다보면 하루가 어떻게 지나가는지 모를 정도로 바쁘고 정신 없는 날들의 연속이다. 쌍둥이들은 단 1분 1초도 가만히 있지 않는다. 심지어 두 명이라 그 부산스러움이란 이루 말할 수 없다. 텔레비전을 보는 중에도 공놀이, 레슬링 등 갖은 '생쇼'를 하기 때문에 옆에 있기만 해도 머리가 지끈지끈거린다.

그래서인지 두 아이 모두 먹는 것에 비하면 살이 찌지 않는다. 식사 때 어른 밥공기로 두 공기를 거뜬히 먹고, 간식으로는 만두 한 봉지를 다 먹어 치우는 엄청난 식성을 가지고 있는데도 말이다. 역시 움직임이 많기 때문에 그만큼 에너지가 소모되는 것이다. 이러한 원리를 다이어트에 적용시키는 방법이 있는데 바로 니트 다이어트NEAT DIET다.

니트는 'Non-Exercise Activity Thermogenesis(비운동성 활동 열발생)'의 약자다. 이 다이어트 방법은 미국의 한 연구팀에 의해 고안된 것으로, 특별한 운동이나 식이조절을 하지 않고 일상생활 속에서 칼로리 소모를 높이는 쪽으로 생활습관을 바꾸는 것을 말한다.

예를 들자면 텔레비전을 볼 때도 가만히 앉아서 보는 것이 아니라 움직이면서 보라는 것이다. 사실 하루 종일 거의 움직이지 않다가 1시간 정도 열심히 운동하는 것보다 일상생활 속에서 꾸준히 몸을 움직이는 것이 칼로리 소모량은 더 크다. 딱히 운동을 하지 않아도 살이 잘 찌지 않는 사람은 바로 이 생활 속 칼로리 소모가 큰 경우다.

생활 속 움직임이 한 시간 운동보다
칼로리 소모가 더 크다

니트 다이어트를 제안한 연구팀은 일상에서 활동 패턴을 조금만 바꾸면 에너지 소비량이 20퍼센트가량 늘어난다고 했다. 물론 이것만으로는 당장 체중이 줄어들지 않을 것이다. 하지만 니트 다이어트에 식이요법을 병행한다면 훨씬 더 나은 효과를 볼 수 있다.

내가 실천하고 있는 니트 다이어트 방법은 이렇다. 집안일을 하면서 최대한 칼로리를 많이 소모하는 것이다. 사람들을 만나 다이어트 코칭을 하는 것보다 집안일이 더 체력 소모가 많기 때문이다. 매일 반복적으로 해야 하는 일이기도 하고 하기 싫은 일은 집중해서 빨리 하려고 애쓰는 편이라서 칼로리 소모가 제법 크다.

· 빨래 갤 때 : 식탁 위에 빨랫감을 올려놓고 서서 개기

· 설거지할 때 : 배에 힘을 주고 두 다리를 모으고 똑바로 서서 발뒤꿈치를 들었다 내렸다 하기

· 청소할 때 : 청소기를 돌릴 때 최대한 몸을 많이 움직이기

· 쓰레기 버릴 때 : 남편을 시키지 않고 직접 나가서 버리기

· 장 볼 때 : 생수처럼 무게가 많이 나가는 것을 살 때를 제외하고는 카트 대신

  장바구니 이용하기

여기서 주의할 점은 니트 다이어트 방법을 적용하여 집안일을 할 때는 최소한 20분 이상 지속적으로 해야 한다는 것이다. 설거지하고 좀 쉬었다가 다시 청소하고 조금 쉬었다가 다시 빨래하는 식으로 해서는 칼로리 소모에 큰 도움이 되지 않는다. 자신의 몸 안에 있는 지방을 태워서 없애려면 강도가 센 운동이 아니고서는 적어도 20분 이상 지속적으로 해줘야 효과를 볼 수 있다. 그러므로 집안일을 시작했다면 20분을 채울 수 있도록 연속해서 다른 집안일을 이어 하거나 간단한 운동이라도 해야 한다. 예를 들면 아래와 같다.

· 빨래 서서 개기(5분) ⇨ 몸을 흔들며 청소하기(10분) ⇨ 제자리 뛰기(5분)

· 설거지하기(5분) ⇨ 쓰레기 버리고 오기(2분) ⇨ 집에 들어오기 전 동네를 빠른

  걸음으로 돌아다니기(10분)

· 몸을 흔들며 청소하기(10분) ⇨ 텔레비전 보면서 훌라후프 돌리기(10분)

비단 집안일뿐만 아니라 일상생활 속 사소한 움직임 하나하나도 칼로리 소모에 영향을 미칠 수 있다. 이러한 움직임의 10분당 칼로리 소비가 어느 정도인지 살펴보자.

일상생활 속 활동의 칼로리 소모량

활동	일반적 활동시	니트 다이어트 활용시
빨래 개기	43kcal (앉아서 개기)	87kcal (서서 개기)
설거지하기	23kcal (서서 하기)	42kcal (다리운동하며 하기)
청소하기	69kcal (청소기만 밀기)	150kcal (몸을 흔들면서 청소기 밀기)
장보기	66kcal (카트 이용)	115kcal (장바구니 이용)
텔레비전 보기	36kcal (앉아서 보기)	74kcal (서서 보기)
통화하기	34kcal (앉아서 통화)	66kcal (서서 통화)
밥 먹기	30kcal (말없이 먹기)	60kcal (대화하면서 먹기)
쇼핑하기	35kcal (아이쇼핑)	90kcal (옷 입고 벗기)
계단 오르기	15kcal (에스컬레이터 이용)	48kcal (계단 이용)
지하철 타기	12kcal (앉기)	19kcal (서기)
걷기	26kcal (보통 걸음)	38kcal (빠른 걸음)

표의 칼로리 소모량은 체중 50kg인 사람 기준임.

체중이 10kg 증가할 때마다 칼로리 소모량도 20퍼센트씩 증가함.

Chapter 4

니트 다이어트,
일상 속 칼로리 소모를 극대화시키는 법

직장인이라면 매일 20분씩 지속적으로 할 수 있는 자신만의 칼로리 소모법을 찾아보자. 출퇴근할 때 걷는 시간을 조금이라도 늘리고, 엘리베이터 대신 계단을 이용해보자. 나는 운동할 짬이 나지 않을 때는 퇴근길에 일부러 한두 정거장 전에 내려서 걸어오기도 했다.

이렇게 생활 속에서 자연스럽게 칼로리를 소모할 방법을 찾다보니, 나의 경우 일상적인 행동에서 적게는 30kcal, 많게는 2배 이상의 칼로리를 더 소모할 수 있었다. 물론 처음에는 일일이 의식하며 행동해야 하므로 힘들 수 있다. 하지만 이렇게 하루 이틀 지나다보면 어느새 텔레비전을 가만히 앉아서 보는 것이 불편해지기 시작할 것이다.

소파에 기대어 편안히 앉아 있다가도 자세를 가다듬게 되고, 지하철에서 앉을자리가 생겨도 서 있게 되고, 귀찮은 집안일이 아니라 몸속의 지방을 태워주는 색다른 운동을 한다는 생각에 청소나 설거지도 즐거운 마음으로 하게 될 것이다.

이와 더불어 숨을 쉴 때도 입으로 쉬지 말고 코를 이용하면 다이어트에 도움이 된다. 코로 숨을 들이마실 때는 배를 볼록하게 팽창시키고, 내쉴 때는 배를 밀어넣어보자. 이때 절대 허리를 구부리지 말고 최대한 꼿꼿이 편 자세로 호흡해야 아랫배만이 아니라 배 전체가 볼록해지고 납작해질 수 있다. 이런 복식호흡을 이용한 다이어트 기구까지 등장할 정도로 숨쉬기만 잘해도 신진대사가 활발하게 이루어져 다이어트에 도움이 될 수 있다.

　이렇게 자신의 일상적인 생활 패턴에 약간의 움직임을 더해 칼로리 소모량을 극대화하는 것이 바로 니트 다이어트다. 당장 오늘부터 한두 가지라도 일상생활을 운동의 연장으로 바꾸어보는 것은 어떨까?

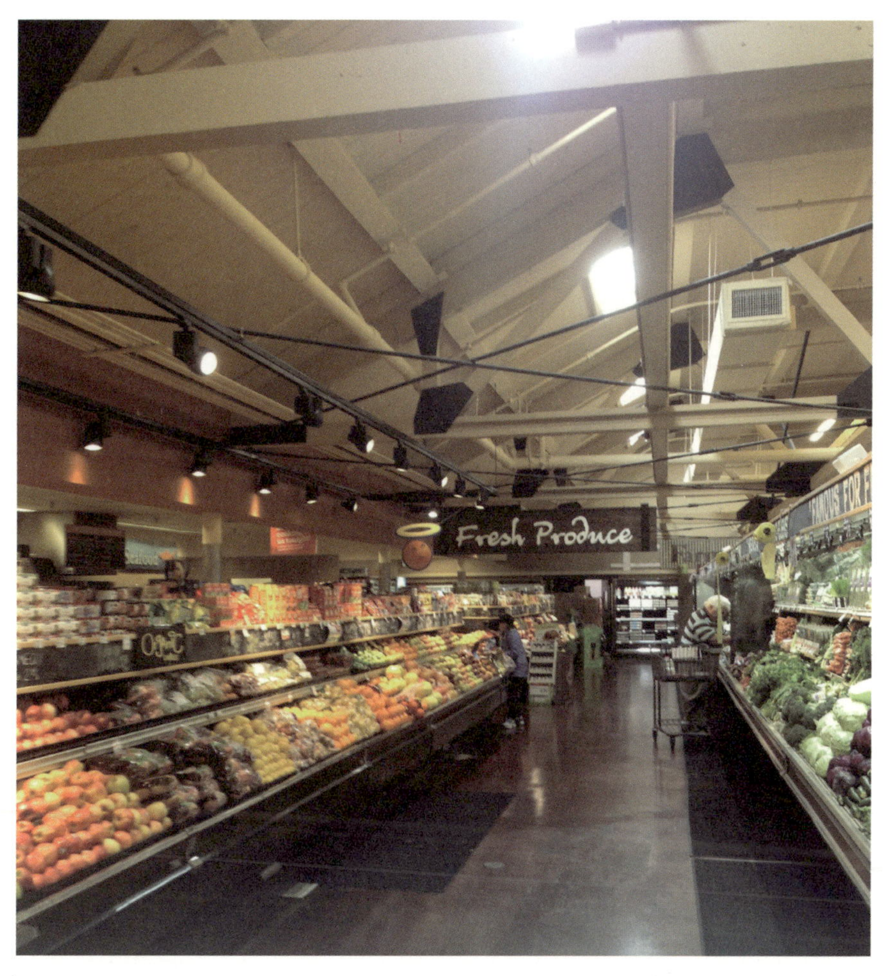

지루한 운동을 하는 것보다
일상생활 속 움직임을 늘리는 게 낫다!

운동 1시간보다 일상생활 속
꾸준한 움직임이 칼로리 소모가 더 크다

바꿔라, 제대로 알고 바꿔라
생활 속 칼로리 소모를 극대화하는 법

1. 하루의 활동일지를 작성하자

아침에 일어난 후 잠자리에 들기 전까지 하루 동안 자신이 어떤 장소에서 무엇을 하며 시간을 보내는지 활동일지를 작성해보자. 그리고 거기에 적힌 일상의 활동에 어떠한 움직임을 더할 수 있는지 찾아보는 것이다. 그러면 틈새 활동을 찾기가 훨씬 수월해지며 이를 통해 칼로리를 좀더 소모할 수 있다. 직장인이라면 출퇴근 방법을, 전업주부라면 여러 집안일에 약간의 활동을 더해 에너지 소모량을 늘리는 것이 바로 니트 다이어트인 것이다.

2. 숨쉬기와 걷기부터 바꾸자

아무런 운동을 하지 않는 사람도 기본적으로 숨쉬기와 걷기는 한다. 그러므로 숨을 쉴 때 입으로 쉬지 말고 코로 숨을 쉬면서 복부의 팽창과 밀착을 반복하는 복식호흡으로 폐활량을 증가시켜보자. 걸을 때는 배에 힘을 주고 가슴을 쫙 펴서 마치 모델인 양, 자신이 걷고 있는 거리를 런웨이로 생각하며 걷는 것이다. 그럼 어느 순간 마치 모델 같은 당신을 발견할 수 있을 것이다.

3. 눕지 말고 앉고, 앉지 말고 서자

세상에서 가장 편안한 자세는 바로 누워 있는 것이다. 그래서 누워 있을 때는 신체기관의 움직임이 적어 소모되는 칼로리가 거의 없다. 그러므로 잠을 잘 때만 빼고는 가급적 서 있거나 앉아 있도록 노력하는 것이 좋다. 서 있을 때는 의식적으로 배와 엉덩이에 힘을 주고, 앉아 있을 때는 구부정하게 있지 말고 허리를 꼿꼿하게 펴서 앉아 있자. 텔레비전을 볼 때도 그냥 앉아서만 보지 말고 서서 보거나 다리운동을 하면서 보자. 이렇게 일상생활 속의 자세만 바로잡아도 칼로리 소모를 늘릴 수 있다.

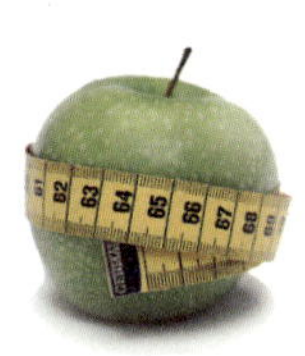

TV 보지 마라
밤에 TV 보는 시간 줄여
많이 자라

한국에 있을 때는 회사에서 퇴근한 후 집으로 다시 출근하는 것이 나의 일상이었다. 집에 오자마자 저녁을 해먹고 아이들 숙제를 봐주고 설거지까지 하고 나면 11시를 넘기기 일쑤였다.

여기서 더 나아가 하루 종일 아이들한테 시달린 것을 핑계 삼아 스스로를 위로한답시고 맥주 한두 캔을 곁들이기도 하는데, 결국 새벽 2~3시는 되어야 잠을 청하게 된다. 그런 날들 중에 술이 유난히 맛있는 날이 있다. 술을 많이 마신 날에는 취중에 이성을 잃은 채 이것저것 마구 먹어대다 배부름에 지쳐 잠들기도 한다. 물론 다음 날 아침에는 어김없이 퉁퉁 부은 얼굴과 반지가 빠지지 않을 정도로 부은 손가락을 마주해야 했다. 밤늦은 시간에 깨어 있으면 그 누구라도 술과 먹을 것의 유혹에 빠져들게 마련이다.

직장인 혹은 워킹맘이라면 누구나 이와 비슷한 생활패턴을 갖고 있을 것이다. 직장인이라면 회사에서 받은 스트레스는 퇴근 후에 동료나 친구와의 술자리에서 풀 것이고, 주부라면 아이들이 잠든 후 비로소 찾아온 나만의 시간에 맥주를 홀짝일 것이다.

하지만 이런 생활패턴은 살이 찌는 지름길이다. 술과 안주의 칼로리 때문만이 아니다. 잠 자는 시간이 늦어지기 때문이다.

수면이 부족하면 근육량은 줄어들고 칼로리 섭취는 더 늘어난다

다이어트에 성공하려면 일찍 침대로 들어가 잠을 청하는 것이 좋다. 이런 주장을 뒷받침해줄 많은 연구 자료가 있다. 이 중 미국 시카고 의과대학 플라멘 페네브Plamen Penev 박사는 다이어트 기간 동안 수면시간이 부족하면 지방보다 근육량이 더 많이 줄어든다는 사실을 밝혀냈다. 건강한 다이어트에 성공하기 위해서는 근육량을 그대로 유지하거나 더 늘리면서 동시에 지방을 줄이는 것이 중요하다. 그런데 수면시간이 부족해 근육량이 줄어들면 기초대사량도 줄어들게 되어 단기적으로는 다이어트에 성공하더라도 다시 쉽게 살이 찔 수 있다.

수면시간이 칼로리 섭취와 관계가 있음을 밝혀낸 연구도 있다. 프랑스에 있는 유럽 맛과학센터에서는 잠이 부족할수록 칼로리 섭취는 더 늘어난다는 연구결과를 발표했다. 즉 수면시간이 부족하면 더 많이 먹게 되는 경향이 있다는 것이다. 나의 경험담처럼 말이다. 결국 잠자는 시간이 줄어들면 근육량은 감소되고, 늘어나는 식욕으로 칼로리 섭취가 증가해 체중이 늘어나게 된다. 일본의 비만 외래 전문의 사토 게이코佐藤桂子 박사는 《수면 다이어트》라는 책에서 올바른 수면을 하지 않으면 한 달에 1kg씩

찔 수 있을 정도로 수면이 다이어트에 큰 영향을 미친다고 말했다.

어떤 사람은 잠을 적게 자는 것이 체중 조절에 도움이 된다고 믿고 수면시간을 극단적으로 줄이기도 한다. 오래 전 한 드라마에서 탤런트 김선아는 6개월 시한부 삶을 사는 여자 역할을 맡은 적이 있었다. 이때 그녀는 역할을 위해 하루에 한 끼만 먹고 잠도 하루에 2시간만 자는 강도 높은 다이어트로 단기간에 14kg을 감량했다. 얼핏 성공적인 다이어트라고 볼 수도 있겠지만, 그녀는 다크서클이 생기는 등 피부가 안 좋아지고 정신도 몽롱해지곤 했다며 절대 따라 해서는 안 되는 다이어트 방법이라고 털어놓았다.

다이어트 성공을 위해서는 충분한 수면을 취하는 것이 효과적이다. 물론 잠자는 시간이 적다는 것은 그만큼 활동하는 시간이 많아지는 셈이니 에너지 소모가 증가될 것이라고 기대할 수도 있다. 하지만 잠을 충분히 자지 못하면 피로가 누적되는 것은 물론 이로 인해 심한 스트레스를 받게 될 수도 있기 때문에 오히려 부정적인 문제들이 더 많이 생기게 된다.

잠만 잘 자도 살이 빠지는
수면의 과학

수면 부족으로 스트레스를 받으면 코르티솔이란 호르몬이 분비되는데, 앞에서 언급했듯이 이 호르몬은 식욕을 촉진시키고 복부에 쉽게 체지방을 축적시킨다. 코르티솔 말고도 수면과 관련이 있는 호르몬이 있는데, 바로 밤 10시부터 새벽 2시 사이에 분비가 증가되는 성장호르몬이다. 아이들에게 일찍 자라고 하는 이유가 바로 여기에 있다. 이 호르몬은 키에만 영향을 미치는 것이 아니다. 사실 체내 모든 세포들의 단백질 합성을 촉진시켜 균형 있게 성장하도록 돕는 역할은 물론, 지방의 연소를 촉진하는 기능도 한다. 그래서 성장호르몬의 분비가 잘 이루어지면 체중조절에도 도움이 될 수 있다.

그리고 식욕을 억제하고 포만감을 주는 렙틴이란 호르몬도 수면시간이 부족하게 되면 체내 분비가 줄어들게 된다. 결국 수면시간이 부족하면 체중과 연관된 코르티솔, 성장호르몬, 렙틴에 영향을 주어 다이어트가 어려워진다.

지금 늦게 자는 습관을 갖고 있다면 이제부터는 11시 전에 잠자리에 들도록 하자. 그래야만 하루 종일 힘들게 해온 다이어트도 유종의 미를 거둘 수 있다. 회사일로 집안일로 지친 몸과 마음을 위로한답시고 늦은 밤까지 간식을 먹으며 텔레비전을 보거나 스마트폰에서 눈을 떼지 못한다면 다이어트는 물론 건강에도 악영향을 줄 수 있다.

수많은 다이어트 방법 중에 돈과 별도의 시간을 들이지 않고도 할 수 있는 최고의 방법은 무엇일까? 바로 일찍 잠자는 것이다.

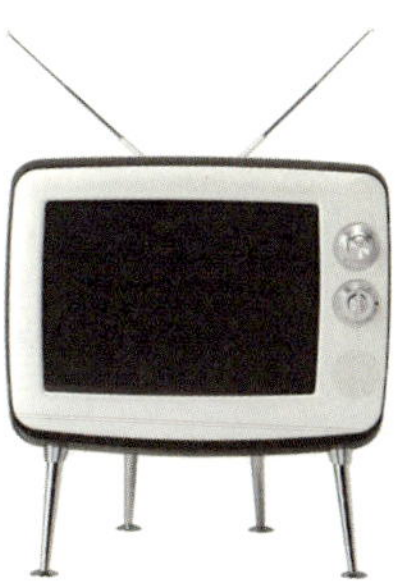

**늦게까지 TV 보지 마라
잠만 잘 자도 살은 빠진다!**
수면이 부족하면 근육량은 감소하고
식욕은 늘어나는 악순환이 시작된다

바꿔라, 제대로 알고 바꿔라
다이어트에 도움이 되는 수면법

1. 일어나야 하는 시간뿐만 아니라 취침해야 하는 시간도 알람을 맞추자

내가 어릴 때는 밤 9시만 되면 텔레비전에서 음악과 함께 아이들이 잠잘 시간임을 알려주는 멘트가 나왔고 우리는 잠자리에 들어야 했다. 부모님도 그 음악만 나오면 어김없이 나와 동생들에게 자라고 하셨다. 사람들은 대부분 아침에 일어나는 시간만 알람으로 맞춰놓는다. 하지만 이제부터는 취침시간도 정해서 알람을 맞춰놓자. 물론 취침시간은 성장호르몬의 분비가 왕성하게 일어나는 밤 11시 이전이 좋다.

2. 야식이 먹고 싶다면 최소한 잠들기 2시간 이전에 먹자

숙면을 취하기 위해서는 모든 신체기관이 휴식을 취해야 한다. 그런데 음식을 먹으면 우리 몸속 장기들은 먹기 시작한 시점부터 최소한 2시간 정도는 그것을 소화시키기 위해 열심히 움직여야 한다. 결국 위와 장이 한창 운동중이라면 당연히 신경이 쓰이게 되고 이는 수면의 질에도 악영향을 미쳐 숙면을 방해한다. 그러므로 가능하면 잠자리에 들기 전 2시간 동안은 음식은 물론 물도 먹지 않는 게 좋다. 한밤중에 소변이 마려워 깰 경우 그 순간 숙면과는 멀어지게 되기 때문이다.

3. 자기 전 전자제품을 멀리하자

요즘은 잠자기 전에 스마트폰으로 이런저런 SNS를 살펴보다가 곁에 놓아두고 잠이 드는 사람들이 많다. 나도 마찬가지다. 그런데 그렇게 되면 우리 몸속을 흐르는 미량의 전류가 외부 전자파의 영향을 받아 멜라토닌이라고 하는 수면 호르몬의 생산을 억제하게 된다. 이 호르몬이 정상적으로 생산되지 않으면 불면증에 시달리게 된다. 그러므로 가급적 잠들기 1시간 전에는 스마트폰 사용을 자제하고 잠자리에 들 때에는 가능한 멀리 떨어진 곳에 두고 자는 것이 좋다. 스마트폰을 사용하는 대신 잔잔한 음악을 들으며 간단한 스트레칭을 한 후 잠드는 건 어떨까?

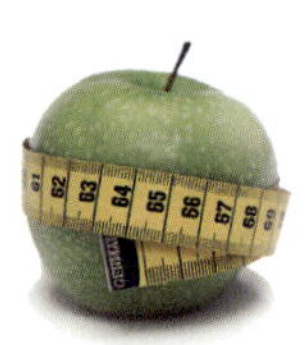

무식하게 운동하지 마라
기초대사량부터 알고
운동해라

1과 1을 더하면 2가 되는 것을 모르는 사람은 없다. 다이어트도 따지고 보면 연산의 원리처럼 굉장히 단순하다. 배, 허벅지, 등, 엉덩이, 심지어 목과 얼굴에까지 살이 붙는 이유는 소비하는 에너지보다 많이 먹기 때문이다. 살을 빼기 위해서는 기본적으로 우리 몸을 '인풋input' 대비 '아웃풋output'을 늘려 마이너스 상태가 되도록 만들어야 한다. 입을 통해 들어가는 인풋은 넘쳐나고 몸을 움직여서 밖으로 빼내는 아웃풋이 적으면 나머지가 고스란히 우리 몸에 쌓이게 되는 것이다.

다른 예를 들자면 계속 물이 들어오는 물통에 물이 넘치지 않게 하려면 아래에 구멍을 뚫어 물이 빠져나가도록 해야 한다. 이처럼 우리 몸에도 음식을 섭취하면 지방이 줄줄 새어나가는 구멍이 있다면 좋겠지만 이는 불가능한 일이다. 대신 몸을 움직이면 땀으로 에너지가 발산되어 몸의 지방을 줄여나갈 수 있다. 그러므로 운동을 통해서 우리 몸에서 지방이 빠져나갈 수 있는 구멍을 만들어주어야 한다. 물론 의학의 힘을 빌려 몸에 작은 구멍을 내서 지방을 빼내는 지방 흡입술이 있긴 하지만, 그렇게 빼내는 지방의 양은 한계가 있으며 위험도 따른다.

다행히 우리의 몸에는 기본적인 아웃풋 시스템이 있는데, 바로 '기초대사량'과 '식사성 열발생 에너지(음식 섭취 때 위장기관 등에서 소비되는 에너지)'다.

인생 '최저의 몸무게'를
유지하는 비결

기초대사량이라는 구멍을 통해 소비되는 에너지는 전체 소비에너지의 60~70퍼센트 정도로 상당 부분을 차지한다. 이것은 쾌적한 환경 아래 공복 상태로 가만히 누운 상태에서 측정한 것인데, 아무것도 하지 않고 숨만 쉬어도 기초대사를 통해 빠져나가는 지방의 양이 생각보다 많다는 걸 알 수 있다. 결국 기초대사량이 높은 사람은 낮은 사람보다 똑같은 음식을 동일한 양으로 섭취해도 소비되는 에너지가 많아 살이 덜 찌게 된다.

즉, 기초대사량만 높여놓으면 운동을 조금만 해도 지방이 줄줄 빠져나간다는 것이다. 이제야 다이어트 성공의 가장 중요한 열쇠가 무엇인지 감을 잡았을 것이다. 인생 최저 몸무게를 유지하는 핵심 비결은 바로 몸의 기초대사량을 얼마나 높이느냐에 달려 있다. 물론 유전적인 이유로 살이 잘 찌지 않는 체질도 있지만, 그런 축복받은 몸은 그리 많지 않다. 하지만 우리 몸의 기초대사량을 높여놓을 수 있다면 남들보다 살이 덜 찌는 사람이 될 수 있다. 뿐만 아니라 다이어트를 하면서 반드시 겪게 되는 요요현상도 훨씬 덜 겪게 된다.

그렇다면 도대체 우리 몸의 기초대사량은 어느 정도인지, 어떻게 하면 높일 수 있는지 알아보자. 그래야 우리도 남들이 부러워하는 살이 잘 찌지 않는 체질의 소유자로 거듭날 수 있을 테니까.

기초대사량 산출 공식

남성=[293-(3.8×나이)+456.4×키(m)+10.12×체중(kg)]

여성=[247-(2.67×나이)+401.5×키(m)+8.60×체중(kg)]

병원이나 보건소, 스포츠센터 등에 있는 인바디 기계로 측정하는 것이 더 정확하겠지만 대략적인 수치는 이 공식만으로도 산출이 가능하다. 이 공식에서도 보듯이 기초대사량은 개인차가 심한데 성별, 나이, 키, 체표면적, 지방 이외의 조직량, 근육량 등에 따라 달라진다. 보통은 남자가 여자에 비해 9퍼센트 정도 높고, 나이가 들면서 매년 1퍼센트씩 줄어든다. 똑같은 식이요법과 운동을 하더라도 나이가 들수록 다이어트가 힘들어지는 이유가 바로 여기에 있다.

기초대사량을 높이기 위한 방법은 올바른 식이, 충분한 수면, 적당한 운동 등이다. 기초대사량과 식이, 수면이 무슨 상관이 있을까 생각할 수도 있다. 하지만 상관이 있다. 다이어트를 한다고 갑작스레 음식의 양을 확 줄인다면 우리의 몸은 이를 긴급 상황으로 인식한다. 그래서 몸 곳곳에 숨겨둔 지방이 아니라 근육을 소비하여 에너지로 사용한다. 즉 곧 닥쳐올지도 모르는 최악의 상황에 쓰려고 지방은 오히려 내놓지 않고 애꿎은 근육을 소비하는 것이다. 이것은 곧 기초대사량 감소와 직결된다.

결국 평소의 운동량과 활동량의 변화 없이 먹는 양만 줄여 체중을 줄인다면 다시 정상 식사로 돌아갔을 때 요요현상을 경험하게 된다. 이는 잘못된 다이어트로 낮아진 기초대사량이 쉽게 증가하지 않기 때문이다. 그래서 때로는 다이어트 전보다 더 많은 에너지가 남아돌아 살이 더 찌게 되는 최악의 상황에 직면하기도 한다. 수면 또한 성장호르몬의 분비가 왕성한 밤 10시부터 새벽 2시까지를 포함하여 6~7시간 정도 취해야 신진대사가 떨어지지 않고 활발해져 기초대사량 감소를 막을 수 있다.

기초대사량을 높여 요요 없이 사는 법

기초대사량을 높이기 위한 가장 효과적인 방법은 운동으로 근육량을 늘리는 것이다. 이 수치를 얼마나 늘리느냐에 따라 기초대사량은 달라질 수 있다. 근육량이 늘어나면 우리 몸 안에서는 체지방 분해가 활발해지고, 체지방 분해가 활발해지면 기초대사량이 늘어나게 된다. 이렇게 기초대사량이 높아지면 그때부터는 굳이 시간을 따로 내서 운동을 하지 않더라도 일상생활에서 몸을 조금만 더 움직여줘도 근육이 에너지를 소비하기 때문에 더 많은 칼로리를 소비하게 되는 것이다.

근육 1kg은 13kcal의 에너지를 소비하지만, 지방 1kg은 4.5kcal의 에너지를 소비한다. 즉 근육량을 늘려놓으면 거의 3배에 가까운 에너지가 기초대사량을 통해 자연스럽게 소비되는 것이다. 그리고 팔다리의 근육뿐 아니라 심장이나 위, 창자 등의 내장근육 발달도 기초대사량 증가에 한몫할 수 있다. 가벼운 조깅, 빠른 걷기, 수영 등의 유산소 운동은 내장근육을 발달시키고, 윗몸일으키기나 아령을 이용한 운동, 스쿼트나 런지와 같이 순간적인 힘을 필요로 하는 근력 운동은 무산소 운동으로 전신의 근육량을 늘려준다. 그래서 운동을 할 때 유산소 운동과 근력 운동을 병행하는 것이 근육량을 늘리는 데 보다 효과적이다.

유산소 운동은 우리 몸에 쌓인 지방을 태워서 없애고, 근력 운동은 근육을 키워줌으로써 기초대사량을 늘려 에너지를 소비하게 만들어준다. 이렇게 운동을 통해 어느 정도의 기초대사량을 확보해놓으면 훨씬 쉽게 다이어트에 성공할 수 있다. 물론 운동으로 기초대사량을 키우는 일은 하루아침에 되는 것이 아니다. 오늘 열심히 운동했다고 다음 날 바로 체중계 숫자가 바뀌지는 않는다. 운동으로 소모되는 칼로리는 매우 적을뿐더러 칼로리가 소모되었다고 해서 바로 체중이 줄어들지도 않기 때문이다.

운동은 근본적으로 우리가 오랫동안 지치지 않고 할 수 있는 다이어트를 위해 기초대사량을 꾸준히 늘려주는 역할을 하는 것이다. 30분 정도의 운동을 하면 보통 6~24시간 정도 높아진 기초대사율을 유지할 수 있으므로, 운동을 꾸준히 하다보면 결국 일상생활 속에서도 우리 몸이 에너지를 계속 소비하게 되는 것이다. 식이조절로 인한 체중 감량 후 체중을 유지하는 데 가장 큰 영향을 미치는 것도 바로 기초대사량 높이기다. 오늘부터 몸무게 숫자 자체에 연연하지 말고 기초대사량을 높이기 위한 운동을 일주일에 적어도 2~3일 정도만 해보자.

바꿔라, 제대로 알고 바꿔라
다이어트가 쉬워지는 기초대사량 높이는 법

1. 일주일에 3일은 운동하자

자신이 가장 좋아하는 종목으로 2~3일에 한 번은 꼭 운동하겠다고 결심해보자. 자신이 가장 좋아하고 숨이 약간 가쁠 정도의 강도를 지속할 수 있는 운동이면 좋다. 반드시 헬스장이나 수영장에 가서 할 필요도 없다. 퇴근 후 간편한 차림으로 동네를 몇 바퀴 산책한다든가, 퇴근길에 쇼핑몰에 들러서 빠른 걸음으로 쇼핑몰 곳곳을 누비는 것도 운동이 된다. 중요한 것은 꾸준히 최소 6개월 이상 지속해야 한다는 점이다.

2. 운동은 단기간에 살을 빼주지 않는다

하루 종일 운동을 해도 다음 날 체중에는 거의 변화가 없다. 만약 내일 당장 체중을 줄여야 한다면 가장 좋은 방법은 음식 섭취량을 확 줄이는 것이다. 그러나 평생을 초저열량식 식단으로 살아갈 수는 없지 않은가. 그러므로 우리가 할 수 있는 방법은 우리 몸을 살이 잘 찌지 않는 체질로 바꾸어놓는 것이다. 이것을 가능하게 해주는 것이 바로 운동이다. 그리고 운동은 장기 프로젝트임을 명심하라.

3. 굶지 말고, 기초대사량을 높이는 식이요법을 하자

무조건 굶는 다이어트는 당장은 체중을 줄여주지만 장기적으로 보면 기초대사량을 낮추는 주범이 된다. 게다가 일정 기간 굶은 후 폭식을 하는 방식을 거듭하게 되면 우리 몸은 심각한 상황을 대비해 근육은 줄이고, 지방을 자꾸 쌓아두려고 한다. 이는 조금만 먹어도 금세 살이 찌는 체질로 바뀐다는 의미이기도 하다.

무조건 굶을 게 아니라 적은 양을 먹되 미네랄과 비타민, 섬유소, 단백질 식품으로 소화기관의 활동을 높여주는 식이요법으로 지혜로운 다이어트를 해야 한다. 즉 오이, 당근, 셀러리, 샐러드용 채소, 방울토마토와 구운 닭가슴살, 두부, 콩 등의 식품은 매일 한 가지씩 먹고 하루에 1L 이상의 물을 섭취해서 원활한 대사가 이루어지도록 해야 한다.

이외에 기초대사량을 높여주는 식품으로는 어떤 것이 있는지 살펴보자.

1 알리신을 함유한 마늘

마늘은 수용성 탄수화물, 단백질, 섬유소와 알린allin, 알리신allicin 같은 기능성 성분으로 구성되어 있다. 이러한 강한 향을 내는 자극적인 성분은 체온을 올려 기초대사량을 높이는 데 효과가 있다. 특히 마늘의 알리신 성분은 비타민B군의 흡수를 도와 체내 에너지 대사를 활발하게 해준다. 마늘 특유의 매운맛 때문에 섭취가 꺼려진다면 숙성시키거나 구워서 편하게 먹을 수도 있다. 하루 9알 정도 섭취하면 좋은데, 마늘 속의 알리티아민allithiamine, 크레아틴creatine은 근육의 양을 늘리는 데 도움을 준다. 그러나 갑자기 너무 많은 양을 먹으면 설사를 일으킬 수 있으므로 주의하는 것이 좋다.

2 필수 아미노산이 함유된 닭가슴살

닭가슴살에 들어 있는 단백질의 필수 아미노산은 기초대사량을 높이는 핵심 요소인 근육을 만드는 데 중요한 역할을 한다. 또한 닭가슴살은 지방 함유량이 낮고 탄수화물이 적어서 소화 흡수가 느리기 때문에 포만감을 오래 지속시킬 수 있다. 하지만 닭가슴살은 섬유질, 비타민, 미네랄 등의 영양소가 부족하기 때문에 신선한 채소와 함께 섭취해야 한다. 그래서 닭가슴살 샐러드로 섭취하면 훌륭한 영양식이 될 수 있다.

③ 캡사이신이 함유된 고추

고추의 캡사이신capsaicin은 몸의 대사작용을 활발하게 하고, 지방 조직의 활성화를 촉진시켜 체내에 지방이 축적되는 것을 막아준다. 또 체온을 상승시켜서 기초대사량을 높이는 데도 도움을 준다. 캡사이신은 고추의 껍질보다 씨에 많이 함유되어 있기 때문에 제대로 된 효과를 보기 위해서는 반드시 씨까지 섭취하는 것이 좋다. 그러나 고추의 자극적인 매운맛은 식욕을 자극하므로 매운맛의 음식을 먹을 때는 전체 칼로리를 신경 쓰면서 먹어야 한다.

④ 요오드가 함유된 미역

미역에 많이 포함되어 있는 요오드iodine는 단백질 합성을 촉진하고, 중추신경계를 좋게 하며 신진대사를 원활이 하는 필수 무기질로 기초대사량을 높여주는 데 효과적인 영양소다. 게다가 미역에는 식이섬유도 풍부하여 다이어트를 하면 반드시 겪게 되는 변비 예방에도 도움이 된다.

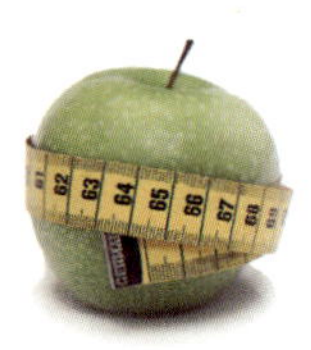

즐거운 운동만 해라
금방 포기할 지겨운 운동은
하지 마라

연예인이나 셀러브리티들의 다이어트법은 늘 화제다. 특히 약간의 공백기를 갖고 컴백하는 여자 연예인들 중 혹독한 다이어트를 통해 몸무게를 감량한 경우 그녀들의 다이어트법은 주목받을 수밖에 없다. 운동법도 마찬가지다. 가수 옥주현이 다이어트와 함께 요가로 몸매를 유지한다는 이야기와 배우 클라라의 볼륨 몸매가 필라테스로 완성되었다는 이야기가 기사화되자 너도나도 요가와 필라테스를 배우려고 몰려들었다. 그러나 그 운동이 자신에게 적합한지 아닌지 꼼꼼히 따져보지 않고 무작정 시작하기 때문에 꾸준히 하지 못해 효과를 보지 못하는 경우가 부지기수다.

식이요법도 자신의 몸과 체질에 잘 맞아야 효과를 볼 수 있듯이 운동도 자신에게 맞는 최선의 것으로 선택해야 다이어트에 도움이 될 수 있다. 셀러브리티들이 하는 운동이라고 자신에게 맞지도 않는 것을 무작정 따라 해서는 안 된다.

또 지루한 운동을 무작정 할 필요도 없다. 작심삼일로 끝난 적이 어디 한두 번인가. 관심이 가는 운동 몇 가지를 선택해서 어떤 장점이 있고 자신의 생활패턴과 어울리는지 살펴본 후 시작해도 늦지 않다.

요가는 '아사나asana' 즉, '동작-호흡-명상'으로 이루어진 운동이다. 아사나를 통해 평소 사용하지 않는 근육을 움직이기 때문에 유연성과 근력을 키울 수 있으며, 마음이 정화되는 효과도 있다.

요가의 장점

- 복식호흡을 통해 동작을 유지하므로 체내 체지방을 제거하는 데 도움이 된다.
- 일상생활을 하면서는 잘 쓰지 않는 근육을 자극시키므로 군살을 줄일 수 있다.
- 한 가지 자세를 취한 후 몇 초간 유지해야 하므로 많은 칼로리가 소모된다.
- 체형과 자세 교정 및 보디밸런스를 맞추는 데 좋다. 특히 허리와 복근을 중점적으로 단련시킬 수 있다.
- 집중력과 기억력을 길러주고, 명상이나 정적인 동작을 통해서 정서적으로 안정감을 찾는 데 도움을 주어 다이어트로 인한 스트레스 완화에도 효과적이다.

요가의 단점

- 정적인 동작 위주라서 땀이 많이 배출되지는 않는다. 활동적인 운동

을 추구하는 사람이라면 지루하게 느껴질 수 있다.

- 유산소 운동을 함께 해주는 것이 더 효과적이다.

필라테스,
몸의 라인을 만들어주고 기초대사량을 늘리는 운동

필라테스는 재활운동으로 시작된 운동이다. 매트 운동과 기구 운동을 기반으로 바른 자세를 통해서 몸의 밸런스를 잡아준다. 이 운동은 워밍업 스트레칭 ⇨ 각종 근력 운동(척추 운동, 복근 운동, 하체 운동, 팔 운동)⇨ 마무리 스트레칭으로 구성되어 있으며 호흡을 바탕으로 한다. 모든 동작에 고유의 호흡 패턴을 접목하여 운동 효과를 극대화하고 있다.

필라테스의 장점

- 반복 동작과 연속 동작을 통해 근육을 강화하는 운동이다. 근육량을 효과적으로 키워서 기초대사량을 늘려 살이 찌지 않는 몸을 만드는 데 도움이 된다.
- 근육을 가늘고 길게 늘리는 동작 위주의 운동이어서 여성스런 몸의 라인을 만들어준다.
- 모든 동작에 고유의 호흡 패턴이 접목되기 때문에 체지방 연소에 효과적이다.
- 근력 위주의 운동으로 잘 붓는 수분형 비만인 사람에게 좋다.

- 아랫배와 엉덩이 부분의 코어 근육과 골반 주위의 근육이 중점적으로 관리되므로 삐뚤어진 척추와 골반을 바로잡아 몸의 균형을 회복하는 효과도 볼 수 있다.

- 잘못된 자세로 인한 군살 제거에 효과적이며, 변비 예방에도 도움이 된다.

- 호흡을 바탕으로 운동하기 때문에 심폐 능력과 순환기 능력을 강화하는 데 효과가 있으며, 마음을 차분히 가라앉히는 과정을 통해 긴장을 해소하고 스트레스를 감소시킬 수 있다.

- 자세를 교정해주고 서서히 근육의 양을 늘리며 선을 만들어가는 운동이므로 최소 1년 이상 지속해야 다이어트 효과를 볼 수 있다.

- 요가보다는 동적이며 크로스핏보다는 정적인 운동이다.

크로스핏,
단시간에 고칼로리를 소모하는 고강도 신체 운동

크로스핏은 'cross(여러 운동의 결합)'와 'fitness(신체단련)'가 합쳐진 단어로, 근력 운동과 유산소 운동을 섞어 단기간에 체력을 끌어올리는 고강도 기능성 운동이다.

매일매일 다르게 주어지는 'WOD(work of day, 과제)'를 채우는 시스템으로 워밍업(준비 운동) ⇨ 본 운동 ⇨ 쿨다운(정리 운동)으로 이루어져 있다.

크로스핏의 장점

- 혼자 무턱대고 하는 것이 아니라 트레이너의 조언대로 그날그날 과제로 주어진 운동을 하므로 보다 효과적으로 운동할 수 있다.
- 팀을 이루어서 함께할 수도 있기 때문에 지루하지 않고 팀원끼리 서로 사기를 북돋워줄 수 있어 운동을 지속하기에 수월하다.
- 체조를 기반으로 역도, 철봉, 풀업, 케틀벨, 메디신볼, 줄넘기, 백 스쿼트, 달리기 등 다양한 동작을 통해 민첩성, 유연성, 파워, 지구력, 심폐지구력, 협응력, 균형감, 정확성, 근력, 스피드의 열 가지 신체기능을 고루 발달시킬 수 있다.
- 올바른 자세를 잡는 고강도 훈련을 어느 정도 거치고 나면 다른 운동에 비해 비교적 짧은 시간 안에 최대의 다이어트 효과를 볼 수 있다(15분에 최대 800kcal까지 소비 가능).
- 주요 동작들이 한 부위의 근육만을 발달시키는 게 아니라 온몸의 근육을 한꺼번에 자극하며 움직이는 고강도의 운동이기 때문에 운동량 자체가 많다.

크로스핏의 단점

- 전신을 사용하는 고강도 운동이어서 부상을 입거나 근육이 경직될 수 있으므로 충분한 준비 운동이 필요하고 자신의 레벨에 맞춰서 해

야 한다.

- 다소 과격한 동작들이 많기 때문에 평소에 터프한 운동을 좋아하지 않는 사람은 거부감을 느낄 수 있다.

108배 운동,
뱃살과 허릿살 빼기에 효과적인 굴신 운동

불교 신자들의 전통적인 수행법인 절을 하는 동작을 응용한 운동법으로, 2007년 'SBS스페셜-0.2평의 기적'을 통해 소개되면서 큰 화제를 불러왔다. 108배 운동은 '합장 ⇨ 무릎 꿇기 ⇨ 엎드리기 ⇨ 상체 일으키기 ⇨ 일어서기' 순으로 구성된 동작을 108번 반복하는 운동이다.

108배 운동의 장점

- 저강도 유산소 운동으로 보통 108배를 하는 데 걸리는 시간은 20분 정도이며 여자의 경우 약 100kcal가 소모된다.
- 다른 운동에 비해 장소와 시간에 크게 구애받지 않아 손쉽게 할 수 있는 운동법이다.
- 허리와 배를 굽히는 동작에서 배, 엉덩이, 허리 근육에 자극을 주어 뱃살과 허릿살을 빼는 데 효과적이다.
- 모든 동작을 스트레칭이 될 수 있도록 쭉쭉 펴면서 절을 하면 효과를 극대화할 수 있다.

- 허리와 배를 지속적으로 접었다 펴는 굴신 운동이므로, 위장과 대장 등 소화기관의 운동을 활발하게 해 소화 기능을 좋게 하고 변비를 없앨 수 있다.

108배 운동의 단점

- 단시간에 다이어트 효과를 보는 것이 아니므로 꾸준히 지속하는 것이 중요하다.
- 혼자 집에서 하는 운동이므로 충분한 동기부여와 보상이 있어야 꾸준히 할 수 있다.
- 한 가지 동작만을 반복하므로 쉽게 지루해질 수 있다.
- 무릎 관절염이 있거나 허리가 좋지 않은 사람에겐 적합하지 않다.

등산,
대표적인 유산소 운동

대표적인 저강도 유산소 운동으로, 왕복 2시간 이상 산을 올라갔다 내려오기 때문에 칼로리 소모에 효과적이다. 등산은 '가벼운 스트레칭 ⇨ 오르막길 등산 ⇨ 내리막길 등산 ⇨마무리 스트레칭'으로 이루어진다. 유산소 운동과 근력 운동이 동시에 이뤄지는 등산은 적어도 1시간 이상 소요해야 효과를 볼 수 있다.

등산의 장점

- 등산은 오르막길을 오를 때는 평소보다 8배 정도의 산소를 필요로 하며, 내리막길에서는 5배의 산소를 필요로 하는 대표적인 유산소 운동이다. 우리 몸의 체지방을 태우려면 유산소 운동이 30분 이상 지속되어야 하는데, 등산은 보통 1시간 이상이 걸리므로 칼로리 소비 측면에서 효과적이다.

- 산을 오르고 내릴 때 주로 배, 허벅지, 허리, 엉덩이 부분에 힘이 들어가므로 이 부위의 근력을 키우는 데 효과적이며 몸의 라인을 잡아 줄 수 있다.

- 헬스, 수영 등 다른 유산소 운동을 하기 위해서는 비용이 들지만, 등산은 따로 비용이 들지 않는다.

- 살이 안 찌는 체질이 되기 위해서는 근육량을 키우는 것이 중요한데 등산을 하면 근력 강화에 크게 도움이 된다.

- 산 정상에 오르면 성취감을 느낄 수 있고, 탁 트인 주변 경관과 산림욕 효과로 인해 스트레스 해소에 도움이 된다.

등산의 단점

- 정해진 규칙이 없어 자칫하면 느슨해질 수 있으므로, 시간을 정해놓고 목표 지점까지 오른 후 내려오는 것이 효과적이다.

- 집 근처에 산이 있는 경우가 드물기 때문에 일주일에 한두 번 이상 등산을 하기는 어렵다. 그러므로 주중에 다른 운동을 병행하거나 좀

더 철저한 식이요법을 병행해야 등산으로 얻는 다이어트의 효과를
제대로 볼 수 있다.

바꿔라, 제대로 알고 바꿔라
운동의 효과를 높여주는 식품

1. 잎채소

잎채소에 있는 베타카로틴$^{β-carotene}$과 비타민E는 근육의 손상을 막는 데 효과가 있다. 운동하기 전 닭가슴살 샐러드에 넣어서 먹으면 닭가슴살에 부족한 비타민 등을 보충해주는 역할도 한다.

2. 건포도

건포도는 뇌의 기능을 활발하게 하는 당분과 체력 유지를 위해 빠뜨릴 수 없는 철분을 다량 함유하고 있어 먹자마자 바로 효과를 볼 수 있는 영양식품이다. 그러므로 운동하기 전에 섭취하면 운동 도중에 천천히 에너지를 공급해주는 역할을 한다.

3. 사과

하루에 사과 하나만 먹어도 의사가 필요 없다는 말이 있듯이 사과의 효능은 두말하면 잔소리다. 사과 속 퀘르세틴quercetin이란 성분은 운동 지구력을 향상시키는 효과가 있다. 한 연구에서는 사이클 선수들이 사과를 먹었을 때 지구력이 13퍼센트 증가한 것으로 나타났다.

4. 토마토주스

5주 동안 매일 순도 100퍼센트의 토마토주스 140ml를 마시면 고강도 운동에서 나타나는 유해산소로 인한 손상을 줄일 수 있다는 연구결과가 〈영양학저널Nutrition Journal〉에 발표되었다. 토마토 속 항산화물질인 리코펜lycopene이 세포를 손상하는 화합물을 흡수하기 때문이다.

5. 생강

운동 후 생강을 반 티스푼 섭취하면 다음 날 근육통을 25퍼센트까지 낮춘다는 연구결과가 있다. 생강에 포함된 진저롤gingerol과 진저론gingerone, 쇼가올shogaol과 같은 톡 쏘는 성분이 통증을 완화하는 역할을 하기 때문이다. 또한 생강은 비스테로이드성 항염증제보다 효과가 높은 것으로 알려져 있다.

6. 커피

미국의 영양전문가 몰리 킴벨은 커피 속 카페인 성분이 신체의 지구력과 체력을 향상시킨다는 연구결과를 발표했다. 운동 30분 전에 블랙으로 뜨겁게 혹은 차갑게 마시는 것을 추천한다. 커피 대신 녹차를 마셔도 같은 효과를 얻을 수 있다.

커피의 카페인은 이뇨작용을 돕고 신진대사를 활성화해 결국 기초대사량을 늘리는 효과가 있다. 단, 커피로 신진대사를 높이려면 순수 원두커피를 마셔야 한다. 프림, 설탕, 우유, 생크림 등을 추가하면 칼로리가 높아져 다이어트에 도움이 되지 않는다. 또한 커피는 혈압과 심박 수를 높일 수 있어 심장질환자는 삼가는 것이 좋고, 과다 섭취할 경우 불면증·신경과민·불안 등의 부작용이 생길 수 있으니 주의해야 한다.

7. 베리류

아사히베리, 블루베리, 라즈베리 등 베리류에는 항산화물질이 풍부하게 들어 있다. 항산화물질은 활성산소에 의한 산화작용으로 우리 몸이 노화되고 손상되는 것을 막아준다. 특히 격한 운동을 할 때에는 심장이 건강한 상태를 유지하는 데 도움을 주고 통증도 예방한다.

8. 바나나

운동 전 바나나 1개는 효과적인 에너지원이 된다. 바나나 속 비타민B6는
운동하는 동안 필요한 에너지를 생산하는 중요한 역할을 하며 칼륨은 근
육 경련을 예방한다.

KEEP CALM

Q & A

GO ON DIET

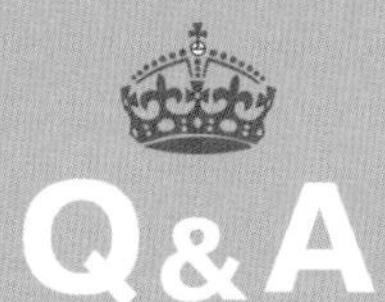

Q & A

*다이어트, 혼자 하기 힘들다면
퍼스널 트레이너에게 조언을 구해보세요*

Q 유행하는 다이어트 방법은 모두 섭렵했는데 몸은 그대로, 정신만 황폐해졌어요.

어릴 때부터 한 번도 말라본 적이 없어요. 남들은 공부하느라 정신이 없던 고등학생 시절부터 원푸드 다이어트, 레몬 디톡스 다이어트 등 그 당시 유행하는 다이어트 방법들은 모두 따라 했습니다. 그런데 살이 좀 빠지는가 싶어 조금만 방심하면 체중은 오히려 더 늘어났지요. 그러기를 10년째, 도대체 살과의 전쟁은 언제쯤 끝나려나요? 돈은 돈대로 들고 성격은 점점 더 예민해지네요. 아직 스물일곱 살밖에 되지 않았는데 남은 평생을 이러고 살아야 한다니 너무 슬퍼요.

A 묻지마식 따라 하기 다이어트는 실패할 확률이 높아요.

여자 연예인들은 잠시 쉬었다가 컴백하면 하나같이 예전보다 날씬한 몸이 되어 '짠'하고 나타난다. 그럼 각종 포털 사이트에서는 경쟁적으로 그 연예인의 다이어트법에 각종 이름을 붙여가며 기사화하기 일쑤다. 네티즌들은 묻지도 따지지도 않고 맹목적으로 그 방법들을 따라 하지만 성공할 확률은 거의 없다. 그건 나 자신에게 맞는 다이어트법이 아니기 때문이다. 우리 몸은 모두 다르기 때문에 각자에게 맞는 다이어트법이 따로 있다.

식이상담을 하며 만난 그녀도 마찬가지였다. 한 구청에서 주민을 대상으로 식이상담을 했었는데 40~50대의 주부들 틈에서 유독 젊은 아가씨가 있어 눈여겨봤는데, 개별 상담을 하고 나서는 마치 예전의 나를 보는 것 같아 기억에 많이 남았다.

과외 일을 하는 덕분에 오전 시간엔 여유로운 편이어서 전업주부들이 하는 다이어트 식이상담 프로그램에 참여하게 된 것이다. 그녀는 오랜 기간 동안 다이어트와의 전쟁을 하고 있었다. 많은 시간과 돈을 들였음에도 그녀에게 남은 건 165cm의 키에 몸무게 72kg이라는 숫자였다.

그녀가 10여 년간 해온 다이어트법은 나에게조차 생소한 방법이 있을 정도로 셀 수 없이 많았다. 탄수화물을 배제해야 살이 빠진다는 황제 다이어트가 유행할 때는 좋아하는 밥을 억지로 참으며 고기만 섭취했고, 레몬 디톡스 다이어트에 관한 인터넷 기사가 뜨면 모든 음식을 거부한 채 레몬주스만 섭취했다. 그러다 한 번 음식을 입에 대면 그동안 참아왔던 식욕이 폭발해 엄청난 양의 음식을 한꺼번에 흡입하곤 했다.

다이어트의 기본 원칙은 왜 살이 찌고 빠지는지부터 이해한 후에, 자신의 생활습관과 식습관을 파악하여 꾸준히 할 수 있는 방법을 찾아 실천하는 것이다. 그녀는 오후 3시부터 밤 10시까지 아이들을 가르치고, 밤 12시가 넘어 잠들기 일쑤였기 때문에 아침에는 9시가 넘어야 일어나곤 했다. 그런 생활패턴을 지닌 그녀가 다이어트에 성공하기 위해서는 하루 한 끼는 반드시 밥을 섭취하고, 오랜 공복을 갖지 않도록 규칙적으로 음식을 섭취하는 것이 관건이었다.

1. 아침은 반드시 잡곡밥으로 먹기

그녀가 하루 중 제대로 식사를 할 수 있는 시간은 오전이다. 잡곡, 콩, 치아씨드 등을 섞어 2/3공기 정도의 밥에 반찬은 마음껏 먹도록 권했다. 대신 30분간 천천히 먹을 것을 당부했다.

2. 이동중 허기질 때마다 먹을 수 있는 핑거푸드 준비하기

절식과 폭식을 반복해왔던 터라 약간의 배고픔도 폭식으로 이어질 수 있는 상태였다. 그래서 항상 손쉽게 먹을 수 있는 저염 크래커, 아몬드, 방울 토마토, 시리얼바 등을 한 번 먹을 분량만큼 들고 다니도록 권했다.

3. 다이어트의 노예가 되지 않기

다이어트는 항상 갑의 자세로 해야 함을 강조했다. 나를 가장 잘 아는 것은 바로 나 자신이므로, 자신에게 잘 맞는 방법을 찾게끔 도와주었고 오랜 기간 즐기며 할 것을 권했다.

상담 프로그램이 끝난 후에도 그녀와는 가끔 전화도 하고 만나기도 하며 꾸준히 코칭을 진행했다. 일단 그녀는 식탐이 줄었다고 했다. 코칭 후에는 무조건적인 따라 하기 다이어트가 아니라, 자신의 욕구를 어느 정도 만족시키면서 조절하는 능력을 갖게 되었다고 했다. 짧은 기간 동안 다이어트를 하고 끝낼 것이라면 자신의 욕구를 무시하고 무리한 다이어트를 해도 상관없다. 그러나 건강한 다이어트는 장거리 경주와 같기 때문에 자신이 갑이 되어 즐기면서 해야 한다. 즉 혼자 하는 다이어트법을 만들고, 무엇보다 꾸준히 해야 하는 것이다.

Q 하루 한 끼만 제대로 먹고 눈코 뜰 새 없이 바쁜데, 왜 살이 찔까요?

선생님, 전 아직 결혼도 안했는데 요즘 우리 병원에 오는 아기 엄마들이 저보다 더 날씬해요. 한심해 죽겠어요. 병원에선 일이 바빠 제대로 챙겨 먹지도 못하고 겨우 저녁이나 돼야 식사를 하거든요. 따지고 보면 남들보다 많이 먹는 것도 아닌데 살이 쪄요. 2년 전 제 사진을 보면 정말 딴 여자 같아요.

A 야식증후군에서 벗어나야 살이 빠집니다.

그녀는 내가 소아과에서 아이들 영양상담을 할 때 만난 직장동료였다. 2년 전부터 찌기 시작한 살 때문에 성격까지 소극적으로 변했다는 그녀는 남자친구에게 미안한 마음까지 든다고 했다. 남자친구가 친구들과 만나는 자리에 자신을 소개하고 함께 어울리고 싶어하는데, 늘 이런저런 핑계를 대며 피하고 있기 때문이다. 그뿐인가. 살이 찌니 옷과 신발 모두 편한 것만 찾게 되고, 어느새 아기 엄마들보다 더 아줌마 같아지고 있었던 것이다.

그녀는 현재 로컬 소아과병원에서 일하지만, 2년 전에는 종합병원에서 3교대 근무를 했었다. 당시 밤 근무를 하면서 식사가 불규칙적으로 바뀐 것이다. 밤 12시 퇴근 후에는 친구들과 술자리를 하며 스트레스를 풀었고, 다음 날 오후 3시까지 자고 6시가 돼서야 하루의 첫 끼를 먹었다. 당연히 저녁식사 양이 많아졌고 밤엔 주전부리를 끊을 수 없었다. 이렇게 1년 정도 생활을 하다보니 어느새 160cm 키에 체중은 66.5kg이 돼 있었다.

그녀가 살이 찐 이유는 '야식증후군' 때문이다. 오전과 오후에 섭취한 열량보다 저녁 6시 이후 섭취한 열량이 더 많을 때를 야식증후군이라 하는데, 낮에는 섭취한 열량을 소비하려는 호르몬이 강하게 작용하지만 밤에는 생체 리듬에 맞춰 모든 기관이 쉬기 때문에 동일한 칼로리를 섭취해도 소모되는 열량이 적어 그대로 살로 저장된다.

2년 사이에 10kg 가까이 쪄버린 이유가 바로 여기에 있었다. 그녀의 나이와 운동량에 맞는 권장 칼로리는 1,900kcal 정도로, 실제로 그녀가 섭취한 칼로리는 권장량과 비슷했다. 그러나 열량 소비가 잘 되지 않는 밤 시간대에 주로 섭취했다는 게 문제였다.

게다가 그녀 뇌의 생체시계는 이미 고장이 나 있었다. 밤 근무를 하지 않는데도 여전히 저녁 이후만 되면 배고픔이 밀려와 음식을 먹게 되고, 아침에는 속이 거북해 굶는 악순환이 되풀이되면서 살이 빠지지 않는 것이다. 다이어트를 할 때는 먹는 양 못지않게 언제 먹느냐도 중요하다.

그녀는 나와의 상담 후 늦어도 밤 11시 이전에는 꼭 잠자리에 들고, 잠들기 최소 2시간 전까지만 먹기로 약속했다. 그렇게 생활패턴을 바꾼 후 1년 만에 그녀는 50kg대 몸으로 돌아갔다는 소식을 전해왔다. 다이어트에 성공하려면 일단 아침에 일찍 일어나고 밤 11시 이전에는 잠자리에 들어야 한다. 그리고 자기 2시간 전까지만 먹는 기본적인 생활패턴을 유지해야 한다.

야식의 유혹에서 벗어나 건강한 신체리듬을 유지하기 위한 핵심은 가급적 스트레스를 덜 받아야 한다는 점이다. 스트레스를 받게 되면 신체리듬이 깨지면서 수면을 유도하는 멜라토닌 분비가 저하되고, 그로 인해 불면증이 생겨난다. 또한 식욕을 억제하는 호르몬인 렙틴의 분비도 저하돼 자극적이고 기름진 음식을 계속 먹게 되는 악순환이 이어진다. 그러나 사회생활을 하면서 스트레스를 안 받을 수는 없다. 그러므로 쇼핑, 친구와 수다떨기, 영화보기, 운동하기 등 자신만의 스트레스 해소법을 반드시 갖고 있어야 한다.

밤에 지나친 공복감을 느끼지 않기 위해서 저녁은 꼭 먹되 가급적 취침 4시간 전에는 모든 음식의 섭취를 마치는 게 좋다. 도저히 허기를 참지 못해 잠이 오지 않는다면 저칼로리 음식으로 대체하는 방법을 써보자. 저지방 우유 한 잔을 데워서 마시거나 저칼로리 요거트, 혹은 오이나 토마토 같은 채소류를 먹는 것이다.

Q 살 안 찌는 음식만 골라 딱 세 끼만 먹는데, 도대체 왜 살이 찌는 거예요?

마흔다섯 살 전업주부입니다. 살 빼는 데 저만큼 관심 많은 아줌마도 없을 거예요. 일주일에 세 번은 꼭 헬스장에 가서 1시간씩 운동하고 과자, 술, 튀긴 음식, 고기도 별로 안 좋아합니다. 그런데 왜 살이 안 빠지는 걸까요? 애 둘 낳고 50kg 중반대에 안착한 몸무게가 이제는 60kg를 넘어섰어요.

남들은 애 엄마가 그 정도면 양호하다고 하는데, 저 30대에는 49kg밖에 안 나가던 여자였어요. 이 몸무게로 살고 싶지는 않아요. 도대체 뭐가 문제인 거죠?

A 다이어트에 좋고 열량이 적은 음식이라고, 너무 안심하고 드셨네요.

식이요법 강의 후 개인상담을 했던 분이다. 자신의 몸매에 불만을 느끼며 꾸준히 다이어트를 해오셨다. 상담 내내 "하루 세 끼를 건강식으로 먹고 간식도 거의 안 먹고 운동까지 하는데, 왜 살이 안 빠지느냐."는 말을 반복하셨다.

"고구마는 GI수치가 낮은 다이어트 식품이라 허기질 때 마음껏 먹었어요. 입이 심심할 땐 과일이나 견과류를 먹었고요. 남편이 퇴근길에 사오는 치킨은 안 먹지만 굴이나 회는 먹어요. 그건 야식 축에도 못들잖아요. 고기가 먹고 싶을 땐 꼭 수육으로 먹었어요. 열량이 적어서 그건 좀 양껏 먹었지요."

방송이나 인터넷에서 다이어트에 좋다 하는 식품을 골라 조리법까지 고민해가며 먹고 운동도 하셨지만 그녀는 신장 157cm에 몸무게 62kg이었다. 그래서 그녀의 하루 평균 식사 내용과 양을 구체적으로 따져보았다.

하루 세 끼 식사패턴

식사 구분		섭취량	섭취 칼로리(Kcal)
아침 (119Kcal)	잡곡밥	3숟가락	80
	두부부침	2조각	23
	배추김치	1/4접시	3
	시금치나물	1/4접시	13
점심 (462Kcal)	해물칼국수	1인분	450
	배추김치	1접시	12
저녁 (387Kcal)	잡곡밥	1/2공기	160
	두부김치찌개	1/2대접	130
	삼치구이	1/2토막	65
	시금치나물	1접시	26
	배추김치	1/2접시	6
간식 (1,190Kcal)	찐 고구마(큰 것)	4개	500
	사과	1개	100
	오렌지	1개	140
	바나나	1개	100
	견과류(잣, 호두, 아몬드)	4큰술	280
	생굴+초고추장	1접시	70
전체			2,160Kcal

하루 세 끼와 간식 모두 건강식으로 골라서 섭취하고 있었고, 총 섭취 열량은 2,160kcal. 그런데 그녀의 권장 칼로리는 나이와 몸무게, 운동량 등을 고려하면 1,800kcal였다. 즉 초과된 360kcal가 잉여열량으로 고스란히 체내에 쌓였던 것이다. 다이어트 실패의 원인은 '음식의 양'에 있었다.

운동도 주기적으로 하고 건강식품만 골라 먹는다 해도, 물이 아닌 이상 모든 음식에는 칼로리가 있으므로 섭취량을 절제해야 한다. 칼로리가 낮다고 방심해서 양껏 먹으면 권장 열량을 초과하는 것은 순식간이다. 제아무리 훌륭한 다이어트 식품도 과유불급이다. 일단 '양'을 줄여야 한다.

Q 다이어트로 안달복달하며 살고 싶지 않아요. 지금 이대로가 뭐 어때서요?

언니, 전 남들처럼 다이어트에 목매며 살고 싶지 않아요. 제가 과하게 뚱뚱한 것도 아니고 외모가 모든 걸 판단하는 기준은 아니잖아요. 외모만으로 사람을 판단하는 남자라면 만날 필요도 없다고 생각해요. 주변에선 저한테 딱 5kg만 빼면 훨씬 예뻐 보일 거라는데 전 지금도 나쁘지 않아요. 스스로 만족하며 살면 되는 거 아니에요?

A 다이어트는 내 인생에 대한 예의입니다.

그녀는 엄마 친구분의 딸로 아주 어렸을 때부터 봐왔던 동생이다. 결혼 적령기에 접어들었는데 여태 변변한 연애 한 번 해본 적 없는 듯했다. 키는 163cm, 몸무게는 63kg. 내가 그녀의 몸무게를 알고 있는 건 엄마 친구분이 하소연을 하셨기 때문이다. "현정아, 네가 좀 자극을 줘라. 딱 5kg만 빼도 옷을 저렇게 입고 다니지는 않을 거 같아. 내가 속상해 죽겠다. 좋은 선 자리도 마다하고 저러다 노처녀 되겠어."

조금 통통한 몸매의 그녀는 자신의 몸매와 라이프스타일에 만족해하고 있었다. 내 다이어트 스토리를 익히 알고 있었지만 별다른 관심을 보이지 않는 걸로 봐서, 다이어트의 필요성을 못 느끼는 듯했다. 그러나 30대 초반의 싱글여성이라고 하기엔 너무 무미건조한 일상을 보내고 있었다. "외모가 전부는 아니잖아요."라고 말하면서 여성성마저 잃어가는 듯했다.

하지만 SNS를 통해 친구나 동료들의 싱글 라이프를 내심 눈여겨보고 있었던 모양이다. 괜찮다며 스스로를 위안하던 그녀에게 변화가 찾아왔다. 얼굴 살

때문에 사진 찍는 것도 싫어지고, 거울 속 자신의 모습이 너무 초라하게 느껴
지자 다이어트가 필요함을 받아들이기 시작한 것이다.

딱 5kg만 빼야겠다며 나를 찾아온 그녀는 도저히 살이 빠질 수 없는 생활
패턴을 갖고 있었다. 폭식을 하거나 밤늦게 술을 마시지는 않았지만, 활동량이
적은 탓에 그만큼 '기초대사량'도 낮았다. 출퇴근 시간에 지하철을 탈 때면 빈
자리가 있는지부터 찾았고, 퇴근 후 집에 오면 TV 앞 소파에 몸을 맡긴 채 누
워 있었다. 매주 주말엔 '방콕'으로 혼자만의 여행을 자청하는 그녀는 잘 움직
이지 않는 것이 특징이었다. 그러니 기초대사량이 낮을 수밖에 없었다.

기초대사량을 높이기 위해서는 운동을 하는 것이 가장 좋지만 시간을 따로
내기 어렵다면 생활 속에서 많이 움직이는 것도 한 방법이다. 양치를 하거나 머
리를 말리면서 다리운동을 하고, TV를 볼 때에 틈틈이 스트레칭을 하며, 대중
교통을 이용할 때도 서서 가도록 권했다. 회사 내에서는 계단을 이용하고 점심
식사 후에는 단 10분만이라도 회사 주변을 산책하라고 조언했다. 이렇게 생활
속에서 몸의 움직임을 늘리면 기초대사량이 서서히 높아진다.

식이요법으로도 기초대사량을 높일 수 있는데, 충분한 수분 섭취는 신체의
장기 활동을 활성화시키고 교감신경계를 자극하여 몸속의 열 생산을 촉진한
다. 이렇게 에너지 소비를 증가시킴으로써 기초대사량을 높일 수 있다. 근육 생
성에 도움이 되는 두부, 콩, 생선과 같은 저지방 고단백 식품을 채소와 함께 섭
취하는 것도 좋다. 물은 500ml짜리로 하루 세 병 마시기, 그리고 일주일에 세
번은 저녁을 콩밥으로 먹되 그 양을 1/3공기로 줄이기, 줄인 밥 대신 두부 1/2
모를 추가로 섭취하라는 미션도 주었다.

철저한 식이요법, 적절한 운동으로 결국 딱 석 달 만에 그녀는 적당히 날씬한 몸이 선사하는 일상의 즐거움을 만끽하게 되었다. 단 5kg만 빼도 입고 싶은 옷을 맘껏 입을 수 있게 된다. 그 뿐인가. 피부도 한층 탄력이 생기며 고와진다. 그녀는 예뻐지는 자신의 모습에 만족을 느끼다보면 애티튜드까지 달라진다는 걸 알게 되었다. 당연히 불철주야 딸을 시집보내기 위해 노력하신 엄마 덕에 결혼에도 골인했다.

Q 10kg 찌고 나니 내가 여자였다는 사실도 잊고 살게 되네요.
무기력해지고 아무런 의욕도 안 생겨요.

고등학교 졸업할 때 몸무게가 딱 48kg이었어요. 대학 입시에 실패하고 재수하면서 스트레스를 먹는 걸로 풀다보니 59kg까지 찌더군요. 그동안 안 해본 다이어트법이 없을 정도로 열심히 했어요. 53kg까지 뺀 적도 있었는데 요요현상이 오니까 몸무게 앞자리가 금세 '6'자로 바뀌더라고요. 그래도 통통한 여자가 이상형인 남자를 만나 결혼은 했는데…… 학원 강사 일도 그만두고 집에만 있으니 살이 더 찌더군요. TV를 끼고 살면서 남편 퇴근만 기다리며 무기력하게 지냈어요. 지금 생각해보니 동굴 속에서 살았던 거예요. 어느 날 남편이 그러더군요. "너, 너무 빨리 아줌마 된 거 아니니?"

A 다이어트는 특별한 계기로 시작하지만, 방법이 너무 특별하면 성공할 수 없어요.

캘리포니아에 와서 다이어트 상담을 하며 알게 된 분이다. 처음 그녀를 봤을 때는 표정이 늘 어두워 섣불리 말을 붙이지 못했다. 그러다 우연히 술 마실 기회가 있어서 이야기를 나누다가 공통의 화제를 찾았다. 바로 '다이어트'였다. 나는 이제 다이어트를 즐기며 살고 있지만, 그녀는 연이은 다이어트 실패로 의욕을 상실한 상태였다. 문제는 다이어트만 포기한 게 아니라 삶의 의욕까지도 잃어버렸다는 점이다.

몇 번의 만남 후 그녀는 나에게 도움을 청했다. 지금의 무기력함에서 벗어나려면 다이어트부터 해야 할 것 같다고. 지난 10년은 싹 다 잊고 여자로 다시 태어나고 싶다고. 난 도와주고 싶었다. 우선 그녀의 문제는 TV 앞에서 주전부리만 껴안고 사는 동굴 생활이었다. 나는 일단 밖으로 나올 것을 권유했다. 아무래도 밖으로 나오게 되면 몸은 움직이게 마련이고, 눈에 보이는 것들에 의한 자극이 있으니 살을 빼는 데 긍정적인 효과를 얻을 수 있을 터였다. 귀차니즘 때문에 혼자는 외출이 어려우니 가급적 약속을 잡으라고 했다. 그래서 그녀와 나는 특별한 일이 없는 한 평일에 두세 번은 만나 커피숍에서 수다도 떨고, 큰 쇼핑몰에 가서 1시간이고 2시간이고 걸으며 아이쇼핑을 했다. 그러다가 마음이 동하면 캘리포니아의 따뜻한 햇살을 받으며 걷기운동도 하고 가벼운 등산도 했다. 이곳은 널린 게 공원이었으니 마음만 먹으면 언제든 산책을 즐길 수 있었다. 언젠가부터 그녀의 얼굴에 미소가 나타나기 시작했고, 마음이 즐거우니 다이어트에 대한 생각도 긍정적으로 바뀌어 본격적인 프로젝트에 돌입했다.

1. 4시간 간격을 두고 음식 섭취하기

그녀처럼 음식 섭취량에 대한 조절능력이 약한 사람은 공복 시간이 지나치게 길면 어마어마한 폭식으로 이어질 수 있으니 주의해야 한다. 그래서 긴 공복감을 주지 않기 위해 식사의 형태가 아니어도 4시간 정도의 간격을 두고 반드시 음식을 섭취하도록 했다.

2. 음식을 1회 분량으로 나누어놓기

음식을 한 번 먹기 시작하면 끝을 봐야 하는 습관을 갖고 있었으므로 각종 주전부리는 한 번 먹을 분량씩 나누어 지퍼백이나 용기에 보관하도록 했다.

3. 일주일에 세 번, 유튜브 보며 운동하기

그녀는 학창 시절 춤추는 것에 관심이 많았다. 이 점을 활용해 수많은 유튜브 운동법 중에서 그녀에게 가장 잘 맞는 '줌바댄스zumba dance'를 따라 하도록 했다. 운동은 무조건 하는 것이 아니라 본인에게 맞는 것을 찾아서 해야 질리지 않고 즐겁게 할 수 있다.

그녀는 학창시절 몸무게로 돌아갈 수는 없었지만 일상의 활기를 되찾았고 50kg대 몸무게 달성에도 성공했다. 요즘 그녀를 만나면 몸과 마음 모두 가벼워진 게 느껴진다. 지금도 줌바댄스를 꾸준히 하고 있으며 내가 조언해준 식이요법에 맞게 장을 보고 식단을 짜고 있다. 그녀의 가방에도 나처럼 1회 분량의 방울토마토와 아몬드가 담긴 지퍼백이 들어 있다.